Dr Gaurav Varma
Dr Pinky Balchandani
Dr Arjun Karra

Brilho Invisível

Dr Gaurav Varma
Dr Pinky Balchandani
Dr Arjun Karra

Brilho Invisível

Poder do alinhador transparente em ortodontia

ScienciaScripts

Cover image: www.ingimage.com

This book is a translation from the original published under ISBN 978-620-8-01237-3.

Publisher:
Sciencia Scripts
is a trademark of
Dodo Books Indian Ocean Ltd. and OmniScriptum S.R.L publishing group

120 High Road, East Finchley, London, N2 9ED, United Kingdom
Str. Armeneasca 28/1, office 1, Chisinau MD-2012, Republic of Moldova, Europe
Printed at: see last page
ISBN: 978-620-8-13177-7

ÍNDICE

INTRODUÇÃO

Durante anos, o termo "ortodontia" evocou imagens de fios metálicos, braquetes e cânticos de "cara de aparelho" na escola secundária, todos eles dissuasores eficazes do consultório do ortodontista. Os métodos de retenção no tratamento ortodôntico parecem ter sofrido mudanças mais drásticas do que muitos outros aspectos da prática. No entanto, a ortodontia é mais do que apenas aparelhos ortodônticos. A tendência no campo clínico tem mostrado uma mudança palpável dos aparelhos convencionais para tecnologias inovadoras como os alinhadores transparentes.[1]

Antes de 1998, o tratamento ortodôntico com alinhadores transparentes destinava-se predominantemente a movimentos dentários muito ligeiros, normalmente no final do tratamento ortodôntico ou para tratar pequenas recidivas de alinhamento. Os alinhadores transparentes utilizam tecnologia 3D computorizada para visualizar e mover os dentes num modelo virtual. Esta tecnologia, juntamente com os avanços na impressão 3D e na eficiência de fabrico, permite que os alinhadores sejam produzidos em grande número e de forma atempada. Os casos iniciais eram de apinhamento ou espaçamento ligeiros que evoluíram para casos que necessitam de expansão e correção da má oclusão. Esta técnica de alinhadores transparentes está em constante evolução devido à investigação e desenvolvimento de materiais e técnicas de fabrico, auxiliares e programação informática do movimento dentário. [2]

Os alinhadores transparentes envolvem uma série de aparelhos termoformados feitos de material plástico transparental e fino (menos de 1 mm) formado com técnicas laboratoriais CAD-CAM. Estes alinhadores são semelhantes às talas que cobrem as coroas clínicas e a gengiva marginal. Cada alinhador é concebido para mover os dentes num máximo de cerca de 0,25 a 0,3 mm durante um período de 2 semanas, e é usado numa sequência específica. Atualmente, existem vários alinhadores transparentes recomendados para adultos e adolescentes com dentes permanentes totalmente erupcionados e que satisfaçam um padrão aceitável de adesão. A excelente colaboração é obrigatória, uma vez que o aparelho tem de ser usado, no mínimo, 20 a 22 horas por dia.[3]

Os alinhadores disponíveis atualmente são muito diferentes dos disponíveis anteriormente. Muitos tipos diferentes de alinhadores estão atualmente disponíveis em todo o mundo e são comercializados para tratar tudo, desde as más oclusões ligeiras às mais complexas. Alguns dos alinhadores maioritariamente comercializados são Invisalign, Clear path, Clear Corret, SureSmile, k-line, simpli-5 [4], etc.

HISTÓRIA

Em 1945, H.D. Kesling sugeriu que uma série de posicionadores dentários fosse utilizada para produzir os tipos de movimentos necessários ao tratamento ortodôntico. Alguns anos depois, Nahoum[2] descreveu um método para alterar os contornos dos dentes utilizando plástico termoformado. Em 1971, Pontiz[3] apresentou um aparelho de plástico termoformado, chamado de "contenção invisível", feito a partir de um modelo mestre que pré-posicionava os dentes com cera de placa de base. Ele afirmou que esse aparelho poderia produzir um movimento dentário limitado. McNamara e outros[5] também descreveram o uso de aparelhos de contenção invisíveis para conseguir pequenas movimentações dentárias.

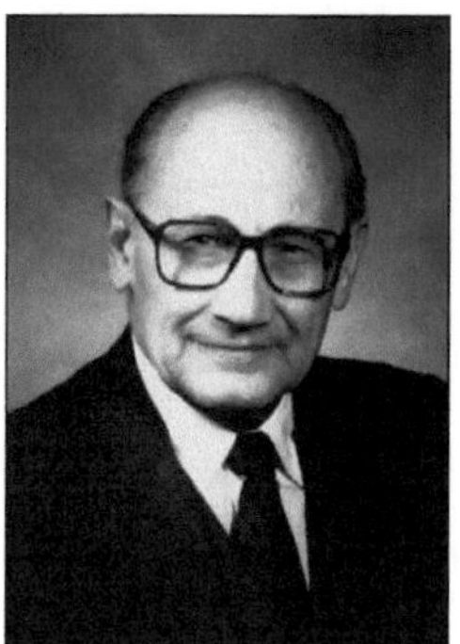

DR. H.D KESLING

Posteriormente, Sheridan e outros[5] desenvolveram uma técnica que envolvia a redução interproximal dos dentes e o alinhamento progressivo com o uso de aparelhos Essix transparentes, e essas técnicas foram desenvolvidas por Hilliard e Sheridan [6] com uma série de alicates especiais de termoformagem, projetados para melhorar movimentos específicos. Embora estas técnicas baseadas na proposta de Kesling de utilização de aparelhos removíveis tenham sido utilizadas até certo ponto no passado, a construção em laboratório sempre foi entediante e limitou a adoção generalizada de técnicas de alinhadores removíveis. Como técnica, o Invisalign está atualmente disponível comercialmente para os ortodontistas desde 1998. A empresa e a técnica foram criadas por dois estudantes de gestão da Universidade de Stanford em 1997, Kelsey Wirth e Zia Chishti. Segundo a história, ambas receberam aparelhos de contenção Essix para corrigir uma pequena recaída ortodôntica e foram atingidas pela mesma pergunta: "Porque é que eu não podia ter usado isto em vez de aparelho?" Os seus ortodontistas disseram-lhes que era apenas para problemas muito pequenos e rejeitaram a possibilidade de corrigir más oclusões complexas com alinhadores. Sem qualquer "bagagem" de um passado ortodôntico, formaram uma empresa (Align Technology, Inc.) para tentar utilizar o CAD-CAM para produzir em massa alinhadores que seriam capazes de tratar uma gama mais alargada de más oclusões. Ele ajudou neste projeto como consultor e, ao fazê-lo, ele e os seus residentes forneceram um meio para testar esta tecnologia incipiente. A Align Technologies recebeu autorização da FDA para comercializar o Invisalign em agosto de 1998, e iniciou as operações comerciais em julho de 1999.

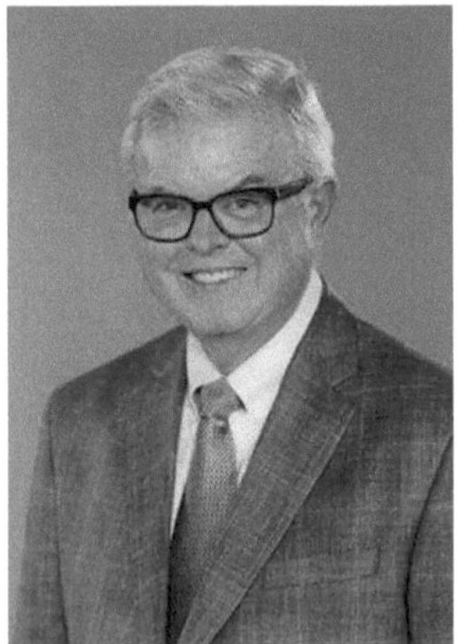

DR. JAMES MCNAMARA

A Clear path foi constituída nos EUA em 2008, após 8 anos de investigação e desenvolvimento. A Clear path introduziu alinhadores APROVADOS pela USFDA através do seu processo exclusivo que proporciona uma solução higiénica, conveniente e clara para a correção da má oclusão. A Clear Corret, fundada em 2006, recebeu a aprovação da FDA em 2009. Foi introduzida na Austrália através da osseodent em 2015. A K-line também foi introduzida em 2008. Os alinhadores Inman, que é uma modificação única do retentor de mola tradicional. Utiliza molas helicoidais abertas super elásticas para criar forças leves e constantes nas superfícies labial e lingual dos dentes anteriores. Ao contrário do sistema invisalign, o alinhador Inman não é totalmente transparente e tem uma barra metálica visível que se projecta sobre os dentes da frente. A NIVOL, em estreita colaboração com a Universidade de Pisa, em Itália, introduziu os alinhadores Airnivol. Compromete-se a organizar cursos de certificação desde 2010. A NovoAlign foi concebida nos EUA em 2016, após dois anos de I e D por uma equipa de ortodontistas, engenheiros, técnicos de prótese dentária e profissionais de TI. Foi-lhe atribuída a acreditação ISO 9001, ISO 13485 e CE. Estes alinhadores são feitos de material plástico flexível de grau médico aprovado pela USFDA e são concebidos para se adaptarem à boca de cada indivíduo. A 3M oral care by St paul e Minn anunciou a entrada dos alinhadores 3M Clarity no sector dos alinhadores transparentes. O Dr. Neil warshawski, aplicou as ferramentas de análise e planeamento do tratamento no portal 3M oral care para tratar a recidiva dos dentes anteriores utilizando estes alinhadores.

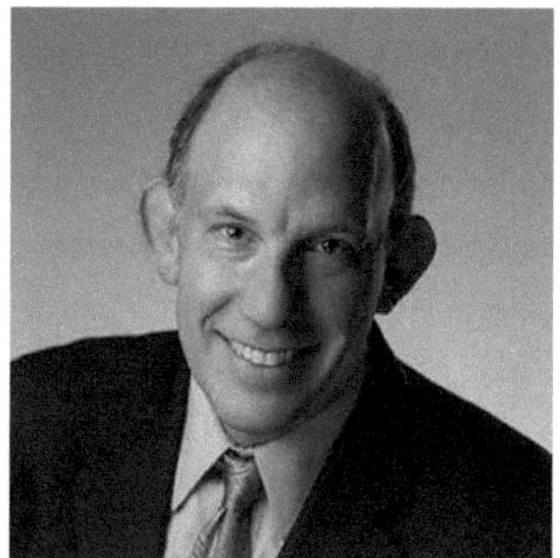

DR. NEIL WARSHAWSKI,

PROTOCOLOS DE TRATAMENTO

Critérios de seleção :[10]

1. Dentes permanentes totalmente erupcionados
2. O crescimento tem um efeito mínimo ou nulo no tratamento (i.e., adoescentes tardios e adultos). Espaçamento ligeiro (1-3 mm), espaçamento moderado (4-6 mm),
3. Apinhamento ligeiro (1-3 mm), apinhamento moderado (4-6 mm)
4. Arcos estreitos de origem dentária (4-6 mm)
5. Casos tratados com recidiva Movimentos ortodônticos que podem ser produzidos eficazmente.
6. Movimento dentário após redução interproximal, ,
7. Queimadura,
8. Distalização,
9. Encerramento do espaço após a extração de um incisivo inferior

Certas más oclusões são mais difíceis de tratar[12]: apinhamentos e espaçamentos superiores a 5 mm, discrepâncias na relação cêntrica e na oclusão cêntrica, dentes com rotação severa (mais de 20 graus), mordidas abertas (anterior e posterior), extrusão de dentes, dentes com inclinação severa (mais de 45 graus), dentes com coroas clínicas curtas, arcadas com falta de vários dentes, encerramento de espaços de extração de bicúspides.

Consideração dos factores [10]

1. A cooperação do paciente é um fator crítico para alcançar o sucesso com o tratamento Invisalign. Os alinhadores devem ser usados pelo menos 20 horas por dia, sete dias por semana.
2. O sucesso do tratamento com alinhadores transparentes requer uma experiência clínica considerável com outros métodos ortodônticos, uma implementação adequada do diagnóstico e do planeamento do tratamento e um conhecimento profundo da biomecânica.
3. De qualquer forma, se os dentes se inclinarem mais de 5° em relação ao eixo vertical durante o fechamento do espaço, provavelmente serão necessários aparelhos fixos para verticalizá-los.

4. Se a inclinação exceder 10°, o clínico deve incorporar um segmento de aparelho fixo para verticalizar os dentes inclinados ou converter para aparelhos fixos completos para terminar o tratamento.

5. Recentemente, Nelson, descreveu várias vantagens do software alinhador que foram resumidas numa reunião. "A configuração pode ser utilizada para diagnóstico e planeamento do tratamento - avaliar a necessidade de DPI, expansão, extração, distalização ou proclinação", bem como:

i. Verificar se o técnico efectuou as modificações,
ii. Um dispositivo de consulta para mostrar os limites do tratamento ao doente,
iii. Verificar se o alinhador está a ser seguido,
iv. Avaliação da ancoragem com a sobreposição ou ferramentas de simulação cirúrgica e estadiamento, e
v. Abordar a principal preocupação do paciente (o alinhamento dos dentes anteriores) no início da série e aplicar movimentos simultâneos para reduzir o número total de alinhadores".

Vantagens:[12]

1. Ao contrário dos aparelhos tradicionais, as moldeiras podem ser removidas para escovar os dentes, usar o fio dental e comer.
2. As moldeiras são transparentes, estéticas e confortáveis - sem brackets ou fios metálicos que causem irritação na boca.
3. Melhor higiene oral do que o aparelho fixo. Os dentes podem ser branqueados com o aparelho no início e durante o tratamento
4. Compromissos mais curtos.
5. Diminuição do tempo do médico e do auxiliar.
6. Diminuição da reação alérgica.
7. Retenção facilitada.
8. Diminuição da abrasão oclusal devido a hábitos parafuncionais durante o tratamento.
9. A desarticulação dos dentes pode ser vantajosa para pacientes com problemas de ATM. Tecnicamente muito mais fácil do que os aparelhos linguais.
10. Capacidade de apresentar o caso ao paciente com o resultado final antes do tratamento.

Limitação:[17]

1. A principal delas é a adesão. Uma vez que os alinhadores são amovíveis, o ortodontista tem de contar com a motivação e a fiabilidade do paciente para alcançar os resultados desejados.
2. Todos os dentes permanentes devem estar completamente erupcionados para o tratamento com este aparelho.
3. Atualmente, não existe a possibilidade de incorporar alterações ortopédicas basais com este sistema de aparelhos.
4. Devido ao facto de a anatomia da superfície dos dentes não poder sofrer alterações durante o tratamento, uma vez que isso afectará o ajuste dos alinhadores, devem ser realizados trabalhos de restauração importantes antes do início do tratamento.
5. Falta de controlo do operador.
6. Incapacidade de integrar os tecidos duros e moles da cabeça no tratamento computorizado. Assim, o clínico não tem indicação direta da localização dos dentes em relação ao osso basal ou em relação aos lábios ou outros tecidos moles da cabeça.

PROCESSO DE TERAPIA DE ALINHAMENTO

TÉCNICAS DE IMPRESSÃO E DIGITALIZAÇÃO[20]

O sucesso do tratamento começa com uma impressão de polivinil siloxano (PVS) de alta qualidade. Inicialmente, a Align Technology utilizava um processo denominado destructives canning para produzir a imagem digital tridimensional (3D) dos dentes do paciente. Este processo envolvia verter as impressões com gesso para produzir um modelo 3D convencional. Esses modelos eram depois "digitalizados" utilizando uma técnica destrutiva em que o modelo era fotografado a partir da vista oclusal, fresado ligeiramente para baixo, fotografado novamente, fresado mais um pouco, fotografado novamente, etc. Quando este processo estava concluído, o programa informático utilizava então a série de fotografias digitais para reunir as camadas e recriar o modelo virtualmente através do empilhamento das imagens. O método de digitalização destrutiva tinha a vantagem de um técnico de laboratório poder corrigir pequenas imperfeições na impressão, reparando o modelo antes da digitalização. A desvantagem era o facto de ser dispendioso e demorado e de produzir grandes quantidades de pó de gesso. A Align Technology já não utiliza a técnica de digitalização destrutiva, mas converte a impressão diretamente num modelo virtual 3D através de uma tomografia computorizada (TC) industrial de alta resolução. Existem três técnicas básicas de moldagem:

TÉCNICA20

O método mais fácil, mas com maior probabilidade de resultar em moldagens defeituosas, envolve uma moldagem numa única etapa, utilizando um material PVS de "corpo médio" adequado nas moldeiras próprias. Muitos ortodontistas preferem este método devido a o potencial de redução do tempo de cadeira e das despesas. O problema com esta técnica de um passo é que existe uma maior probabilidade de falhar a anatomia crítica de um ou mais dentes, especialmente as áreas distais dos segundos molares, que são necessárias para o ajuste correto dos alinhadores.

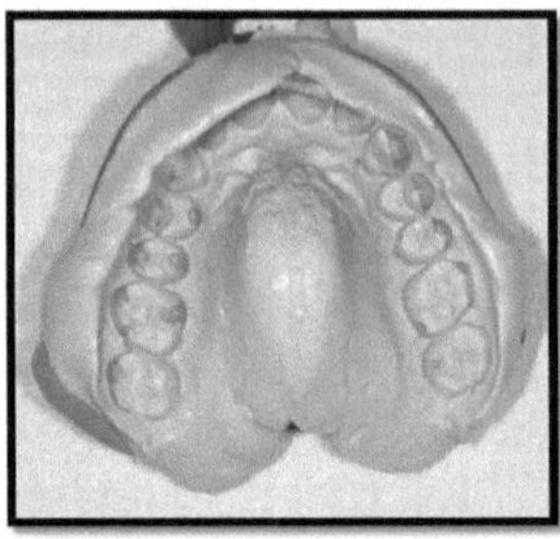

Figura - 11 Técnica de massa de vidraceiro final

O passo seguinte envolve a moldagem final quando o doente regressa ao consultório para as moldagens PVS finais, que são efectuadas colocando uma quantidade mínima de um produto de limpeza corporal ligeiro de presa rápida no interior da moldagem PVS.

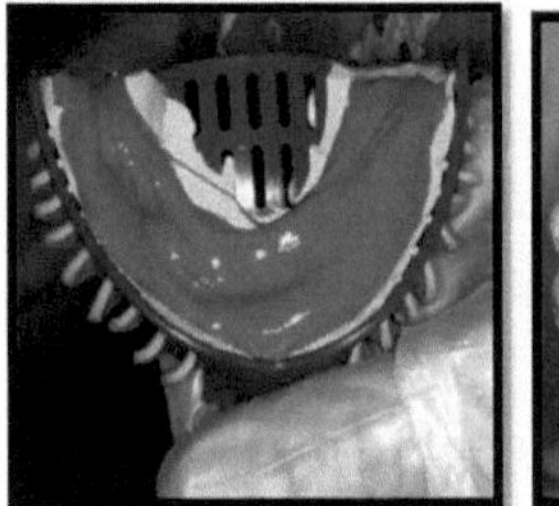
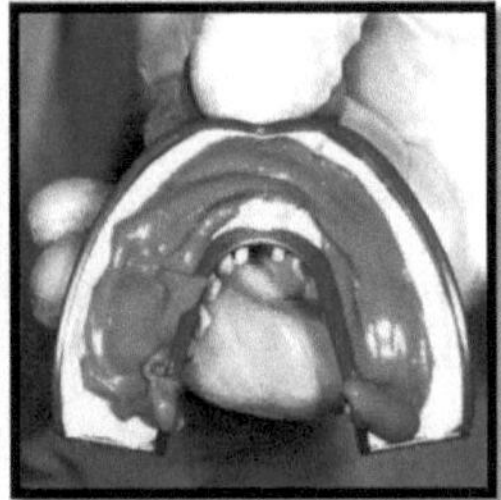

Figura -12 As moldeiras personalizadas com corpo claro estavam prontas para a impressão final.

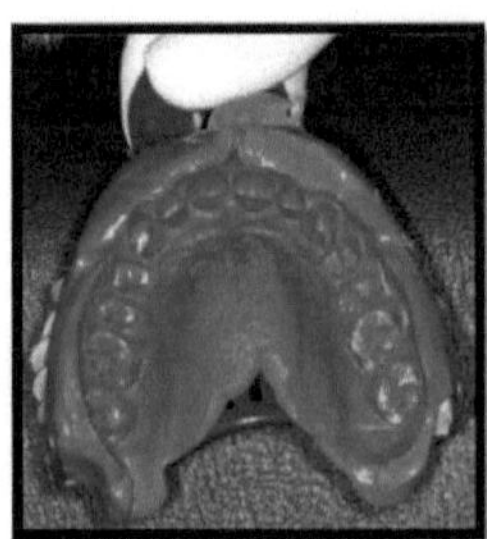
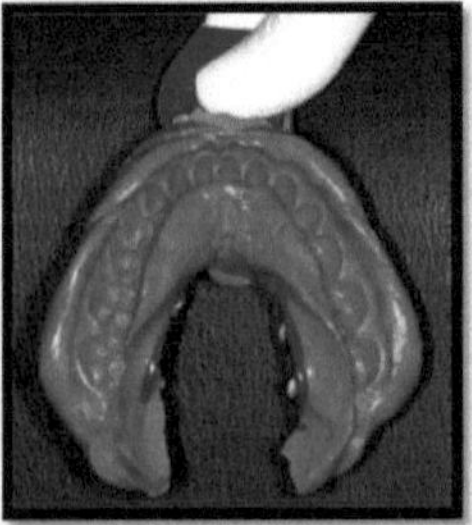

Figura -13 Impressões finais concluídas.

Uma vez feitas as impressões, o paciente recebe os alinhadores de treino e, se estiver interessado em branquear os dentes, os alinhadores de treino podem ser utilizados enquanto se aguarda a chegada dos alinhadores.

Resolução de problemas com Impressions45

O ajuste do alinhador é apenas tão bom quanto a qualidade das impressões. A falha mais comum nas moldagens é a não captura de detalhes suficientes da distal dos segundos molares. Sem a superfície distal dos molares terminais, a fixação do aparelho fica comprometida, pois ele simplesmente flutua na superfície dos molares distais e, quando certas forças são aplicadas nos dentes anteriores, o aparelho é facilmente deslocado. Estes erros podem ser evitados através da utilização de uma das técnicas de moldagem em duas etapas. Um erro comum são as múltiplas áreas de "arrastamento" perto da margem gengival. Estes são vazios triangulares causados pelo assentamento demasiado rápido da moldeira com o material de moldagem na boca, não dando tempo suficiente para o material fluir à volta das margens gengivais. Este é um erro crítico porque não há maneira de ter os aparelhos corretamente aparados para conforto e eficácia se as margens gengivais não puderem ser identificadas. Isto pode ser evitado assentando a moldeira de impressão mais lentamente

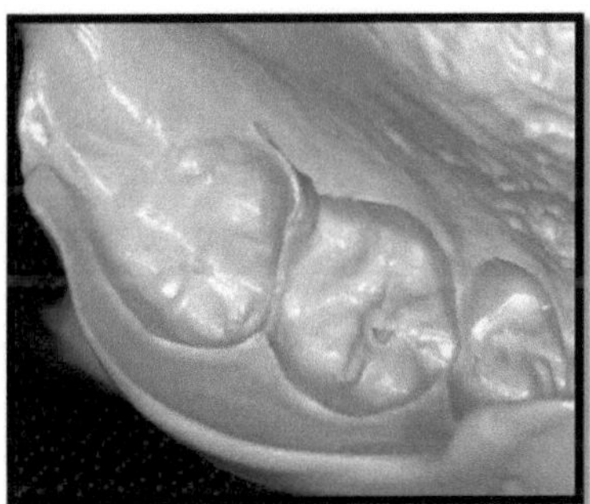

Figura -14 Defeitos de arrastamento junto às margens gengivais

Um terceiro erro comum envolve bolhas de ar superficiais ou subsuperficiais imediatas na impressão. Estas são criadas quer pela captura de ar nas dobras do material durante o carregamento da moldeira, devido ao movimento da ponta da seringa para dentro e para fora do material, quer pelo assentamento demasiado rápido da moldeira na boca, prendendo o ar entre o dente e o material. Se a bolha de ar estiver imediatamente abaixo da superfície do material de moldagem, a moldagem pode parecer de boa qualidade, mas quando é digitalizada com a TAC, o material PVS pode não ter espessura suficiente para ser resolvido na imagem e o dente terá uma grande área de distorção no modelo virtual.

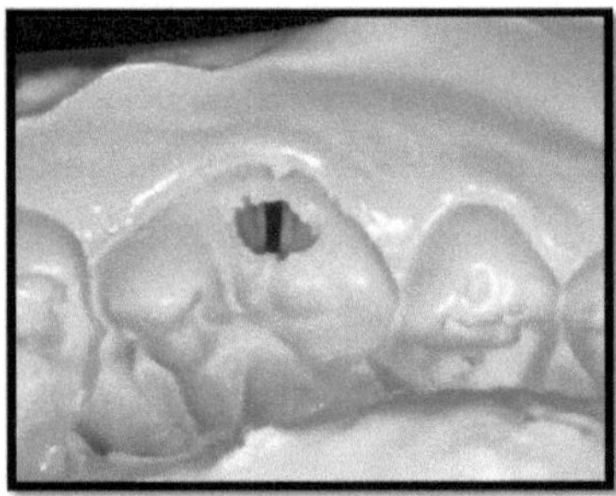

Figura -15 Bolhas de ar nas impressões.

O último erro comum é assentar a moldeira de impressão demasiado longe ou demasiado perto da superfície vestibular ou lingual do dente, de modo a que o material de impressão sangre para a moldeira e o material se torne demasiado fino para ser resolvido na imagem de TC. Estes erros produzem um modelo virtual com os mesmos problemas que uma bolha de ar. Isto pode ser evitado utilizando a moldeira de tamanho correto e assentando-a corretamente na boca. É de salientar que as moldeiras fornecidas pela Align Technology são de plástico e são facilmente personalizadas para o paciente, aquecendo a moldeira e adaptando-a à forma da arcada de cada paciente.

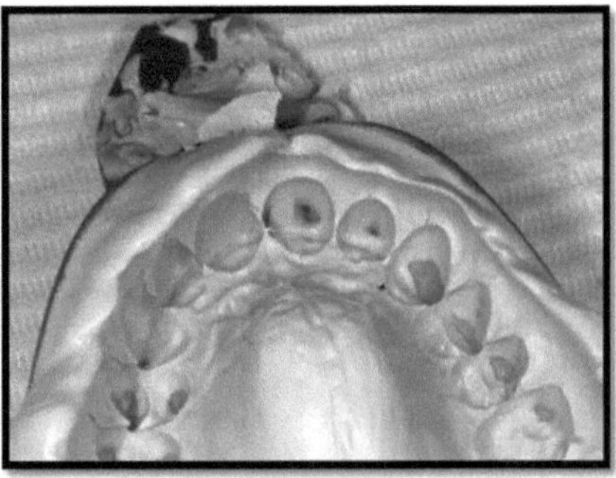

Figura -16 Sangria do tabuleiro de impressão.

REGISTOS - APRESENTAÇÃO42

A impressão, o registo da mordida, as radiografias, as fotografias e o plano de tratamento são então enviados para o fabricante.

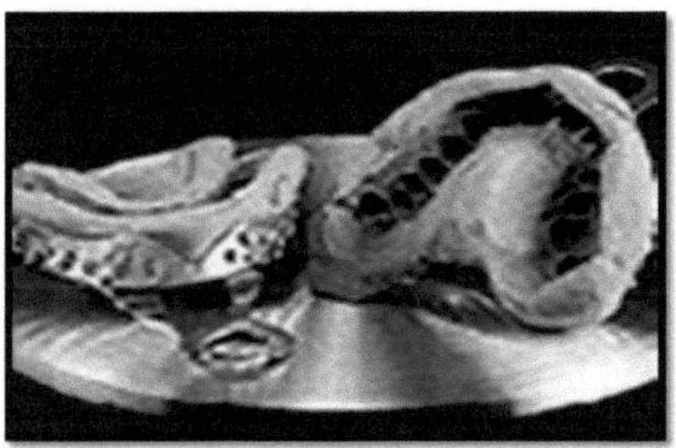

Figura -17 Impressões superiores e inferiores do PVS

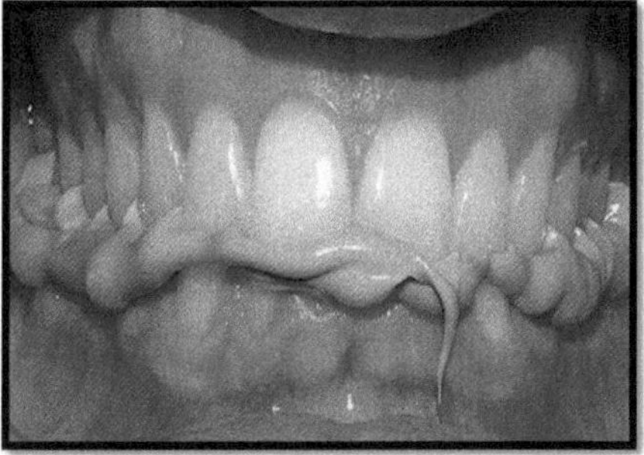

Figura -18 Registo da mordida PVS

Fotografias standard extra-orais e intra-orais:

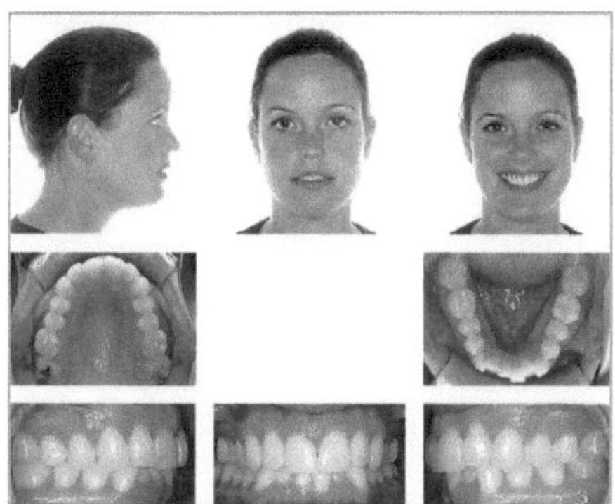

Figura -19 Fotografias extra e intra-orais

RADIOGRAFIAS:

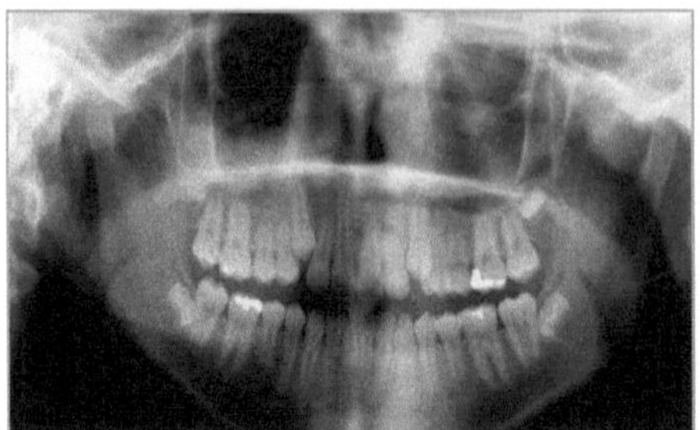

Figura -20 Ortopantomograma

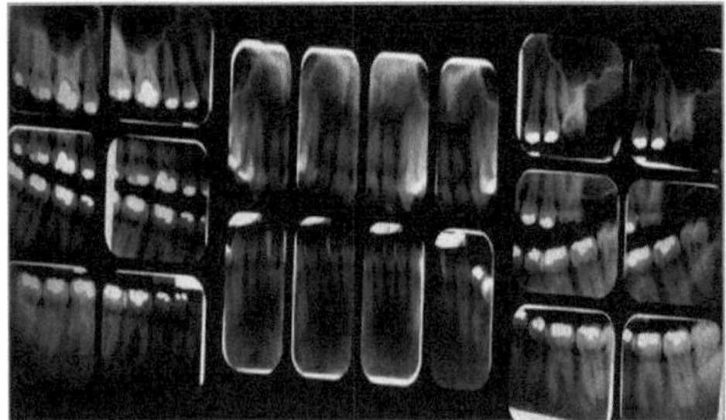

Figura -21 IOPA de todos os dentes

Os registos podem diferir de um fabricante para outro, bem como os seus requisitos e especificações.

A configuração virtual22[,25]

Quando as impressões chegam ao gabinete de fabrico, são digitalizadas utilizando uma tomografia computorizada industrial para produzir um modelo virtual 3D. O técnico utiliza uma oclusão de melhor ajuste com base nas facetas de desgaste e nos contactos virtuais, juntamente com as fotografias intra-orais fornecidas no kit de apresentação, para articular os modelos. É importante compreender que o registo oclusal enviado com as impressões é utilizado para verificar a oclusão.

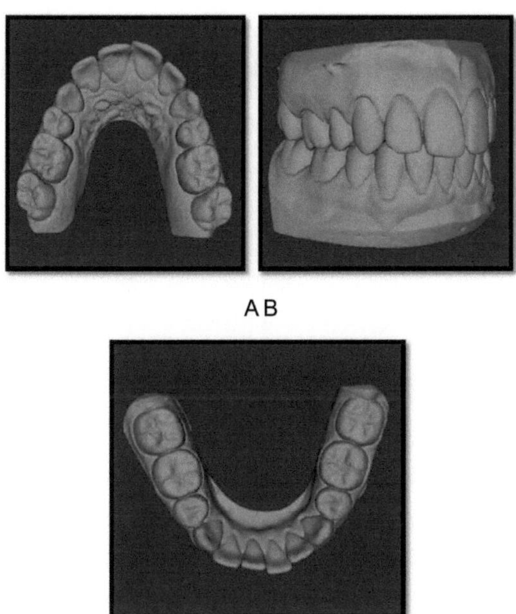

C

Figura 22 A-C, Modelos virtuais tridimensionais gerados a partir de tomografia computorizada de impressões PVS.

Uma vez produzidos os modelos virtuais, estes são segmentados utilizando software de reconhecimento de limites para definir os dentes individuais. É importante recordar, para discussão futura, que a impressão geralmente não capta as superfícies interproximais dos dentes, pelo que o software tem de interpolar essa informação e estimar a localização das superfícies interproximais e das áreas de contacto. Uma vez que isso é feito, as "raízes" virtuais são colocadas.

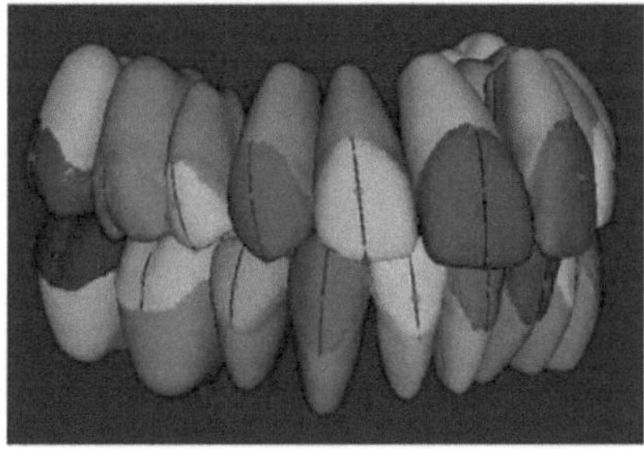

Figura 23 Segmentação dos dentes.

Os técnicos recriam as margens gengivais virtuais utilizando software do tipo morphing para imitar as condições gengivais observadas nas fotografias clínicas.

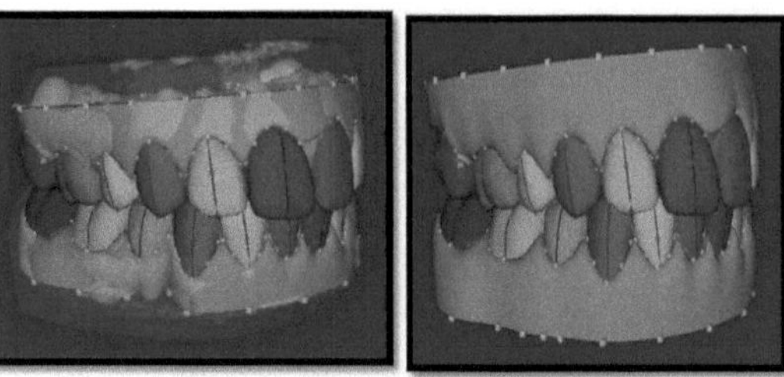

Figura 24 a, b, contorno gengival.

O trabalho de preparação está terminado nesta altura e o modelo virtual é enviado eletronicamente para o gabinete de fabrico ou para o gabinete onde é utilizado o software para realizar a preparação virtual e a preparação. Trata-se de um sofisticado programa gráfico 3D que permite ao operador um grande controlo da posição e da velocidade de movimentação dos dentes. Não é o software que o ortodontista utiliza para visualizar o modelo virtual. Assim que a configuração virtual estiver concluída e aprovada pelo ortodontista, é fabricada uma série de modelos de plástico utilizando estereolitografia, sobre os quais os alinhadores são depois fabricados através de um processo de termoformação.

Fabrico digital directo[25]

Devido ao tempo e aos custos de produção de moldes PVS, do seu envio para o fabricante, da sua digitalização após a receção e do subsequente processamento dos dados de imagem num formato utilizável, é importante encontrar um método de conversão digital direta da dentição numa imagem 3D utilizável. Atualmente, existem duas tecnologias promissoras: a TC de feixe cónico (CBCT) e os scanners intra-orais de luz. Ambas as tecnologias têm o potencial de produzir uma imagem com uma qualidade suficientemente elevada para que o ortodontista possa capturar a imagem diretamente no seu consultório e, em seguida, transmitir eletronicamente essa imagem ao fabricante para que este possa fabricar os aparelhos. A vantagem da captura digital direta da dentição seria

1. A eliminação da necessidade de impressões PVS e o seu potencial inerente de

erros clínicos

2. Reduzir o tempo necessário para produzir electrodomésticos, uma vez que a imagem seria transmitida instantaneamente ao fabricante através da Internet. Ambas as abordagens apresentam ainda vários desafios. No entanto, foram feitos protótipos de aparelhos utilizando ambas as técnicas e é provável que uma ou ambas as abordagens ao fabrico digital direto estejam disponíveis no futuro.

SOFTWARE26

No centro da capacidade dos alinhadores serem utilizados eficazmente para a correção ortodôntica está um programa de software concebido para reorganizar os dentes nos modelos digitais de forma a permitir que os dentes sejam corrigidos esteticamente. O software é manipulado por um técnico ou médico para conceber um plano de tratamento de acordo com a sua prescrição. Os parâmetros e a velocidade dos movimentos dentários são calculados exclusivamente para cada dente, consoante a forma da coroa, o tamanho da raiz e a posição na arcada. Diferentes alinhadores patentearam diferentes softwares, como o Invisalign usa o ClinCheck, o alinhador Nuvola usa o software NUVOLA CAD 3D, o SureSmile tem o software chamado Orasacanner 2.

O visualizador 3D AirCheck é utilizado pelo alinhador AIRNIVOL, o 3M TM ClarityTM aplica as ferramentas de análise e planeamento do tratamento no portal de cuidados orais 3MTM. O processo digital Don desenvolvido para o alinhador Inman é também utilizado pelos sistemas Intelligent Alignment para os alinhadores Clear smile e os aparelhos Clear smile. Agora, o ClinCheck será discutido em pormenor para explicar como funcionam os softwares para a terapia com alinhadores.

ClinCheck45

O software utilizado pelo ortodontista no consultório chama-se ClinCheck . O ClinCheck permite que o ortodontista visualize o tratamento em todos os seus aspectos, bem como sobreponha uma etapa do tratamento sobre outra, para visualizar os movimentos dentários individuais, de modo a avaliar a probabilidade de realizar o movimento desejado que será biologicamente viável (Figura 27). A maior vantagem do ClinCheck é a sua utilidade como ferramenta de diagnóstico terapêutico. Pode-se prescrever um determinado plano de tratamento, tal como uma abordagem sem extração com alguma expansão e proclinação se houver apinhamento. O resultado pode ser visualizado e comparado com o tratamento utilizando extracções ou redução interproximal. Embora os resultados do tratamento não possam ser sobrepostos uns aos outros, cada um deles pode ser sobreposto a o modelo virtual pré-tratamento para avaliação.

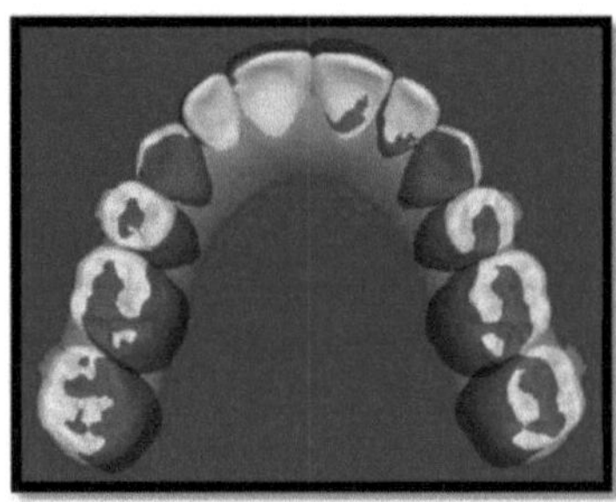

Figura -27 Ferramenta de sobreposição que mostra a inicial a azul e a final a branco.

A ferramenta de sobreposição é apenas uma das muitas ferramentas disponíveis ao ortodontista para a avaliação do potencial resultado do tratamento que será discutido. O primeiro grupo de ferramentas são as ferramentas de manipulação do modelo virtual, localizadas no canto superior esquerdo da tela (Figura -28). A primeira é simplesmente clicar com o botão esquerdo do rato no modelo e manipular a vista. Algumas pessoas têm alguma dificuldade em controlar os movimentos utilizando este método. O método seguinte é o das vistas definidas (Figura 29). As vistas definidas permitem clicar num ângulo de visualização predefinido do modelo ou avançar através de uma sequência de vistas (Figura -30) para permitir um exame minucioso da oclusão e do alinhamento finais. A próxima ferramenta disponível é a galeria de vistas, que permite ao ortodontista visualizar um único modelo, duas arcadas simultaneamente em orientações separadas, ou uma colagem de seis vistas separadas.

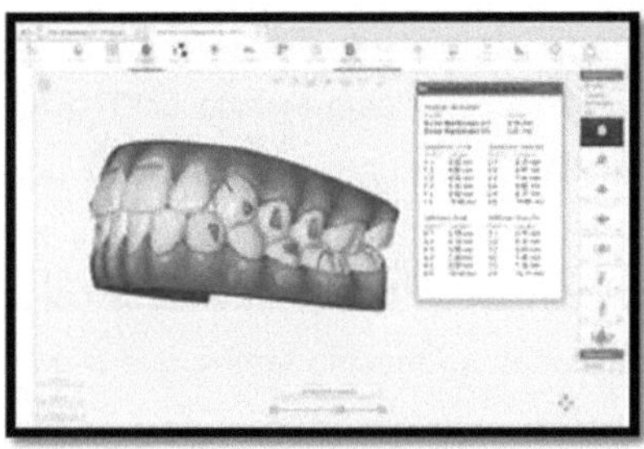

Figura 28

Existe um grupo de três rodas que permitem ao utilizador outro método de rotação do modelo em qualquer plano do espaço. Imediatamente abaixo das rodas de navegação encontra-se outra ferramenta de zoom que permite ao utilizador aumentar ou diminuir gradualmente o tamanho do modelo ou simplesmente digitar a quantidade de ampliação desejada. Estes botões permitem ao utilizador mostrar ou ocultar no ecrã o modelo superior ou inferior, os números dos dentes, os attachments, as recomendações de redução interproximal, a sobreposição, a ferramenta de grelha, as fases de sobrecorrecção, a posição final projectada para dentes parcialmente erupcionados e a apresentação da cor do dente. Estes botões funcionam de forma ligada e desligada, bastando passar o rato sobre o botão pretendido. Deve-se notar que a configuração padrão é que a prescrição IPR, os anexos e os comentários sejam ativados inicialmente, e que a numeração dos dentes, a sobreposição e a ferramenta de grade sejam desativadas inicialmente. Um exemplo da ferramenta de grelha é mostrado na Figura -30. Note que o widget no canto superior esquerdo permite a manipulação da orientação da grelha. A escala da grelha pode ser alterada conforme necessário e as rodas de navegação podem manipular a posição geral do modelo e da grelha em conjunto. Esta é uma óptima ferramenta para avaliar a simetria, a forma da arcada, o espaçamento para implantes ou facetas, a quantidade real de expansão ou intrusão, etc. No canto inferior esquerdo, existe um menu pendente de ferramentas para ajustar as caraterísticas da grelha. Na parte superior central do ecrã estão as recomendações de redução interproximal (IPR). A visualização predefinida é que as recomendações IPR sejam activadas para que, se forem necessárias, apareçam automaticamente, a menos que o utilizador as desactive. A secção de comentários apresenta os detalhes das recomendações no lado direito do ecrã. Os comentários são apresentados em duas cores: uma designa os comentários introduzidos pelo ortodontista e a outra designa os comentários introduzidos pelo técnico do TREAT. Os comentários são apresentados como predefinição, embora o ortodontista possa clicar no ícone do polegar e onde o IPR deve ser efectuado. Na parte superior da barra à direita para ver a configuração virtual num modo maior e ocultar os comentários. O facto de os comentários serem visualizados ao mesmo tempo que o modelo virtual é muito útil para melhorar a comunicação entre o ortodontista e o técnico. A última secção encontra-se no canto inferior direito do ecrã. Este é o separador para modificar ou aceitar a configuração. Ao modificar a configuração, primeiro são adicionados comentários e depois são submetidos. Isto permite ao ortodontista adicionar comentários em diferentes sessões. Outra opção é utilizar o sistema de modificação guiada, em que o software apresenta uma série de perguntas para solicitar medicamentos ao utilizador (Figura -34). Os comentários podem ser submetidos todos de uma só vez. Ao aceitar a configuração, existe um ecrã de confirmação que tem como objetivo evitar que se aceite uma configuração por engano, clicando no botão errado. O ClinCheck é uma poderosa ferramenta de diagnóstico terapêutico. Permite ao ortodontista visualizar o tratamento em todos os seus aspectos, do princípio ao fim, e planear os problemas antes que estes ocorram. No entanto, só é tão poderosa quanto o utilizador a torna, pelo que quanto mais confortável e familiarizado estiver com a interface, maior será a probabilidade de a utilizar em todo o seu potencial.

FABRICO DE APARELHOS27

Para cada paciente, o ortodontista envia ao fabricante um conjunto de moldes de polivinil siloxano, um registo de mordida de oclusão cêntrica, uma radiografia panorâmica, uma radiografia cefalométrica lateral e fotografias. As impressões são vertidas em gesso dentário e depois colocadas numa moldeira e revestidas com epóxi e uretano. A moldeira é colocada num scanner destrutivo e a lâmina rotativa do scanner faz várias passagens sobre os modelos revestidos a epóxi, removendo uma camada fina em cada passagem. Em seguida, um computador ligado ao scanner reúne as informações digitalizadas para criar uma representação tridimensional dos modelos.

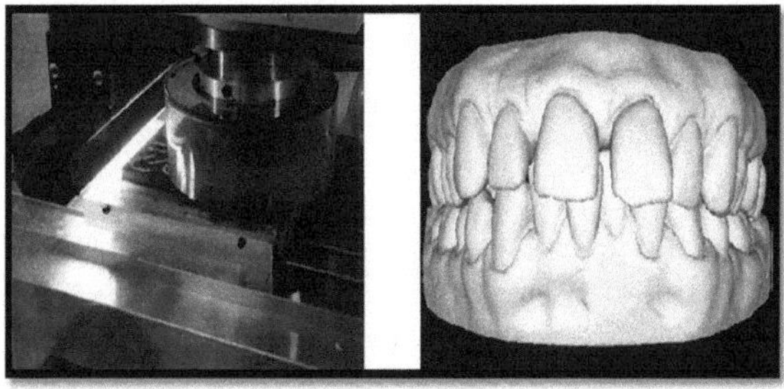

Fig. 37 a, scanner destrutivo, e b, modelo informático gerado em 3D.

Depois de estabelecida a mordida, o técnico de ortodontia virtual (VOT) utiliza um software para "cortar" os modelos virtuais e separar os dentes, permitindo a sua deslocação individual. Uma gengiva virtual é colocada ao longo da linha gengival da coroa clínica para servir de margem para o fabrico dos alinhadores.

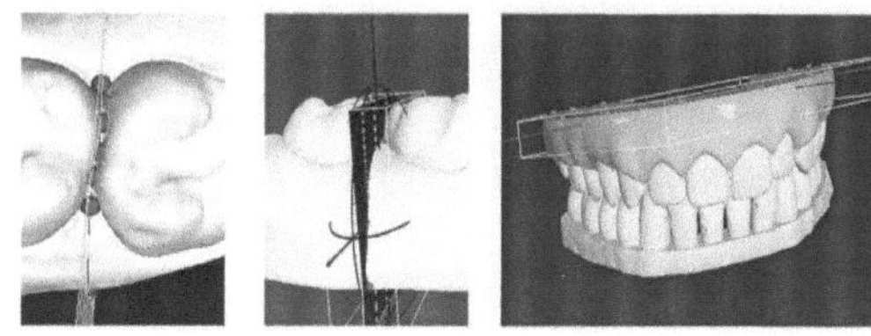

A B C

Fig 38 . A, B, os cortadores separam os dentes, e C, colocação da gengiva virtual.

A prescrição do ortodontista é seguida no posicionamento dos dentes e da mordida para o alinhamento correto, virtualmente no computador com o software da empresa. Após a configuração final, os movimentos dentários são escalonados para que não haja interferências oclusais e interproximais, e a velocidade dos movimentos esteja dentro dos critérios estabelecidos pela empresa. O número de etapas necessárias depende da quantidade e complexidade do movimento. O VOT pode agora enviar os dados para o ortodontista de referência para que este possa consultar o tratamento proposto no respetivo site. Quando o ortodontista tiver aprovado o plano de tratamento, os alinhadores serão fabricados para que os movimentos vistos no ecrã do computador possam ser transferidos clinicamente para o paciente. As imagens do computador são convertidas em modelos físicos através de um processo designado por estereolitografia. Estes modelos são depois utilizados para fabricar os alinhadores numa máquina de moldagem por pressão Biostar (Great Lakes Orthodontic Products, Tonawanda, NY)

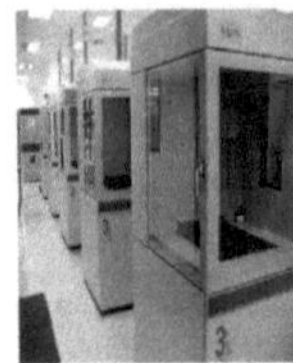
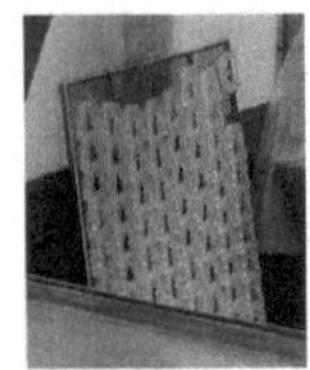
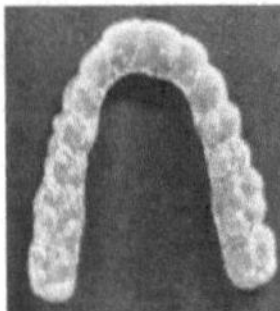

A B C

Fig .39 A, máquinas de estereolitografia, B, modelos de estereolitografia, e C, alinhadores.

Os alinhadores são cortados e gravados a laser com as iniciais do paciente, o número do caso, o número do alinhador e a arcada (superior ou inferior). São depois desinfectados, embalados e enviados para o consultório do médico.

PLANEAMENTO DO TRATAMENTO

REDUÇÃO INTERPROXIMAL E TRATAMENTO COM ALINHADORES30

No início do desenvolvimento da técnica Invisalign, havia a perceção de que a maioria dos pacientes tratados com alinhadores necessitavam de IPR. Isso porque a maioria dos ClinChecks que eram devolvidos ao ortodontista tinham quantidades significativas de DPI recomendadas pelos técnicos de instalação da Align Technology. Havia duas razões básicas para tais recomendações. Para permitir que o movimento dentário pretendido ocorresse, o técnico de setup solicitava que o ortodontista removesse a quantidade de estrutura dentária que estava envolvida na colisão virtual. A tabela abaixo é a tabela de colisão a que o técnico do TREAT tem acesso no editor de preparação do software. Os números na parte superior representam os diferentes dentes e o eixo vertical representa o número do alinhador. Pode ver-se que as colisões virtuais podem aumentar e diminuir ao longo do tratamento. Além disso, as colisões são medidas em centésimos de milímetro e depois arredondadas para décimos de milímetro, e a superfície interproximal do dente é interpolada matematicamente pelo software de reconhecimento de limites. O resultado é que estas recomendações são aproximações arredondadas de uma superfície estimada, pelo que existe algum erro inerente na recomendação. Além disso, qualquer colisão inferior a 0,05 mm é considerada insignificante, uma vez que o alinhador pode teoricamente esticar tanto e não causar quaisquer problemas com o tratamento. O resultado é que se houver muitas colisões ditas insignificantes, o resultado pode não ser insignificante clinicamente porque a massa dentária será maior do que o espaço permitido no alinhador. Alguns dentes serão forçados a intruir para reduzir o comprimento da arcada; isto é freqüentemente o molar terminal, mas pode ser qualquer dente em qualquer arcada (Figura-42).

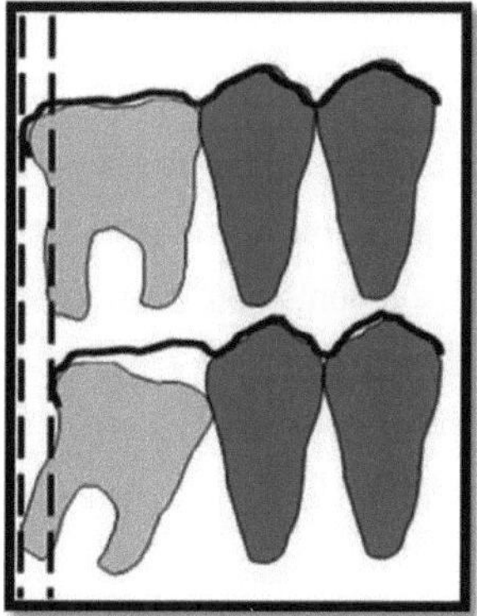

Figura -42 Discrepância entre o tamanho do alinhador e a massa dentária.

A compreensão deste processo permite ao ortodontista controlar melhor o tratamento. Isto torna-se muito importante porque o ortodontista tem três opções de DPI no formulário de prescrição do tratamento: PRIMARIAMENTE, SE NECESSÁRIO, e NENHUM. A opção SE NECESSÁRIO não significa necessariamente no melhor interesse do paciente, mas sim subjuga a responsabilidade de qualquer decisão sobre o DPI ao técnico e, portanto, só deve ser selecionada se o ortodontista estiver preparado para dar instruções específicas sobre em que condições o DPI pode ser usado. Se o ortodontista não tiver a certeza se deve ou não utilizar o DPI, pode solicitar que não seja utilizado o DPI no formulário de prescrição. Para garantir que não haja colisões insignificantes, pode-se também solicitar que não haja colisões na preparação para imitar o tratamento realizado com aparelhos fixos. Também é importante compreender que existe uma probabilidade igual de espaçamento insignificante que pode resultar em espaços residuais quando o tratamento estiver concluído.

ESTAGNAÇÃO31

Um aspeto importante do controlo do movimento dos dentes com os alinhadores é a fase. O escalonamento é a sequência e a velocidade com que os dentes são movimentados com os alinhadores. Como na tabela de colisão, os números na parte superior representam os diferentes dentes e o eixo vertical representa o número do alinhador. A diferença é que o diagrama de escalonamento está disponível para o ortodontista no ClinCheck. As barras pretas verticais no diagrama indicam o tempo e a taxa de movimentação dos dentes. Cada número de alinhador representa então uma fase. Notará que uma das falhas do diagrama de faseamento é o facto de não haver ilustração da velocidade de movimentação dentária. Por outras palavras, apenas informa o ortodontista se o dente está a ser movimentado.

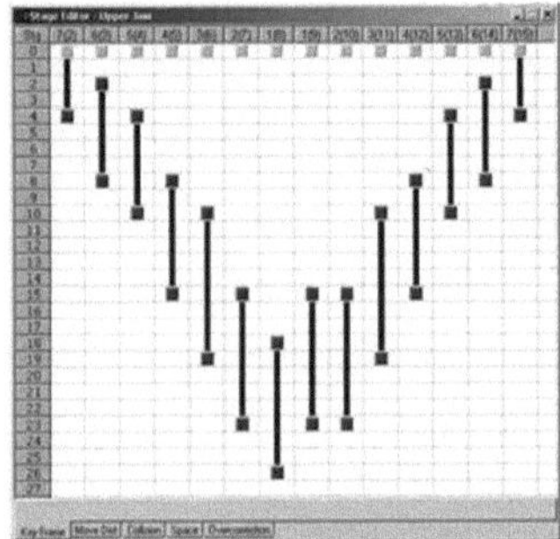

A figura 43 representa um diagrama clássico de preparação

O ortodontista deve então interpolar a taxa de movimento estimando a distância total e dividindo pelo número de alinhadores, assumindo que taxas iguais de movimento ocorrem ao longo de toda a distância percorrida. Além disso, não há como o ortodontista saber se o movimento representa movimento linear ou movimento rotacional. Sabe-se apenas que o dente está se movimentando. Os planos originais de estadiamento padrão envolviam movimentos segmentados dos dentes, como ilustrado na figura -44

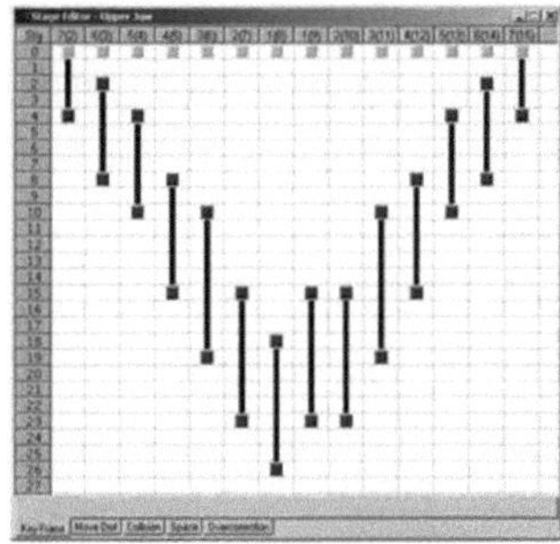

Figura -44 Diagrama de preparação segmentada.

O processo de pensamento baseava-se na noção clássica de ancoragem, em que um grupo de dentes é mantido fixo enquanto um grupo mais pequeno de dentes é movimentado. Os movimentos difíceis eram muitas vezes deixados para o final do tratamento e resultavam no prolongamento do tempo de tratamento através da adição de várias etapas adicionais. A fim de reduzir o número excessivo de etapas adicionais, alguns movimentos difíceis foram acelerados para além de uma taxa razoável de movimento. Por vezes, tornou-se uma profecia auto-realizável que os movimentos difíceis não eram bem sucedidos com os alinhadores. Além disso, os dentes que supostamente deveriam ser mantidos no lugar como uma unidade de ancoragem moviam-se da mesma forma que as unidades de ancoragem se movem com aparelhos fixos. Uma alternativa ao escalonamento segmentado, que imita melhor o tratamento com aparelhos fixos, é o escalonamento simultâneo. Inicialmente sugerido por Foy em 20046 (Michael Foy, comunicação pessoal, reunião do Grupo Invisalign Alpha, 2004, Salt Lake City, UT, 2004) e depois refinado por este autor (Staging Strategies, Effectiveness and Efficiency with Invisalign Treatment, 2005 Invisalign Summit, Las Vegas, NV) e depois de vários anos o conceito de movimento simultâneo foi adotado pela Align Technology em 2007. A base para o movimento simultâneo é que todos os dentes dentro de cada arco são movidos juntos desde o estágio inicial até o estágio final. O dente que se move mais dita o número total de etapas com base na velocidade máxima permitida do dente. Mover os outros dentes simultaneamente da primeira para a última fase reduz a velocidade de todos os outros movimentos e aumenta a sua previsibilidade sem aumentar o número total de alinhadores. Se examinar a Figura 45, notará que todos os dentes anteriores estão a mover-se à velocidade máxima (0,25 mm por fase). Na

Figura -46, foi determinado que o lateral superior esquerdo era o dente limitador de velocidade e, quando esses movimentos foram iniciados desde o começo do tratamento, junto com todos os outros dentes, o resultado foi uma diminuição de 16 estágios para 12 estágios, e todos os dentes, exceto o dente limitador de velocidade, estão, na verdade, movendo-se mais lentamente em cada estágio do que estavam anteriormente. Há momentos em que a velocidade linear não é o passo limitador da taxa, mas sim a velocidade rotacional. Para aumentar a previsibilidade do tratamento, a velocidade de rotação deve ser mantida abaixo de 2 graus por estágio. Pode ver-se que, quando a velocidade de rotação é reduzida para um limite aceitável, o número de fases volta a aumentar para 19 fases. O efeito secundário da redução da velocidade de rotação é a redução simultânea da velocidade linear. Note-se a redução da velocidade do movimento linear da lateral superior esquerda de 0,24 mm por fase para 0,15 mm por fase e, embora possa aumentar ligeiramente o número de fases, a previsibilidade dos resultados do tratamento é muito melhorada. É importante entender que, embora quantidades significativas de testes clínicos tenham sido utilizados para o desenvolvimento dos padrões de estadiamento, o ortodontista pode sempre solicitar um estadiamento personalizado quando achar necessário para melhorar os resultados do tratamento. Embora não seja recomendado pela Align Technology, existem alguns ortodontistas que, para movimentos complexos, reduzem bastante a quantidade de movimento linear por fase para cerca de 0,1 mm por fase e, em seguida, entregam alinhadores novos numa base semanal, de modo a que os alinhadores mantenham uma maior rigidez. Embora isto resulte no dobro dos alinhadores, o tempo total de tratamento permanece o mesmo.

BIOMECÂNICA

BIOMECÂNICA DO TRATAMENTO COM ALINHADORES[32]

O controlo da posição e ancoragem da raiz é frequentemente o maior desafio enfrentado por qualquer ortodontista. A questão então passa a ser: O tratamento com Invisalign é uma alternativa prática aos aparelhos fixos? Vários autores examinaram os resultados do tratamento com Invisalign. Patel et al encontraram uma melhora significativa no índice PAR em pacientes tratados com Invisalign. Vincent[8] encontrou melhorias no sistema de classificação objetiva ABO com o alinhamento dos dentes, mas não nos contatos oclusais posteriores. Djeu et al.[9] compararam o Invisalign com aparelhos fixos e constataram que os escores do sistema de classificação objetiva ABO (OGS) melhoraram mais no grupo dos aparelhos fixos do que no grupo dos alinhadores, enquanto Brown et al.[10] Numa revisão sistemática em 2005, Lagravere e Flores-Mir[11] consideraram que a literatura é escassa e concluíram que "os clínicos terão que confiar na sua experiência clínica com o Invisalign, nas opiniões de especialistas e nas limitadas evidências publicadas quando utilizarem os aparelhos Invisalign". Espera-se que após a secção seguinte sobre biomecânica e Invisalign, o leitor esteja melhor equipado para tomar decisões clínicas sólidas e tenha uma maior compreensão dos pontos fortes e fracos dos alinhadores. Uma questão a ter em mente durante toda esta discussão sobre biomecânica é: Se os dentes fossem capazes de cognição, eles saberiam o que estava a aplicar a força? Em 1999, Sims[12] previu que o futuro da Ortodontia incluiria a abolição dos sistemas de braquetes. Em seu livro de 1986, Contemporary Orthodontics[13] Profit afirmou que "os pacientes adultos tradicionalmente têm sido um pouco relutantes em usar aparelhos fixos óbvios e frequentemente indicam sua preferência por um aparelho removível". Ele também descreveu as caraterísticas necessárias para um sistema de aparelho ortodôntico. "Independentemente do tipo de aparelho ortodôntico, ele deve atender a certos critérios básicos de design.

1. Não deve interferir com a função.
2. Não deve causar danos aos tecidos orais nem interferir com a manutenção de uma boa higiene oral.

3. Deve ser tão leve e discreto quanto possível, mas suficientemente forte para suportar as forças mastigatórias e uma quantidade razoável de abuso.
4. Deve ser mantido firmemente na sua posição.
5. Deve ser capaz de exercer uma força adequadamente controlada na direção correta e de aplicar essa força durante o maior tempo possível entre as visitas de ajustamento.
6. Deve permitir o controlo da ancoragem para que os movimentos dentários diferentes dos pretendidos sejam minimizados. "À primeira vista, parece que o Invisalign satisfaz todos estes critérios.

Segundo Proffit[13], "os aparelhos removíveis, por sua própria natureza, produzem movimentos simples de inclinação dos dentes, tornando o controle da posição dentária extremamente difícil" e "na prática, pode ser difícil manter os aparelhos removíveis no lugar contra os efeitos de deslocamento" das forças necessárias para produzir um movimento radicular controlado. Concluiu que a solução habitual para este problema é a utilização de aparelhos fixos. Ao descrever as experiências com o Invisalign na Universidade do Pacífico, Dugoni[14] escreveu em 2002, "Nós então passamos para os pacientes nos quais os incisivos mandibulares teriam que ser extraídos para determinar se poderíamos fechar esses espaços de uma maneira paralela. Isto envolveu alterações não só no material, mas também na técnica. Por fim, conseguimos deslocar os dentes de forma harmoniosa. A experimentação continuou com casos de extração para determinar se podíamos mover corporalmente os caninos para as posições dos primeiros pré-molares após as extracções". A sua conclusão foi que "A utilização dos alinhadores é muito mais complicada do que a maioria das pessoas pensa. É necessário um clínico experiente com experiência considerável para usar o aparelho ao máximo. O que é esse máximo, eu não sei". A fim de determinar o que esse máximo pode ser com o Invisalign na sua condição atual de materiais de alinhadores, temos de examinar a biomecânica do movimento dos dentes com o Invisalign.

Movimentos simples versus movimentos difíceis[33]

Para examinar a biomecânica do movimento dentário com alinhadores, primeiro será descrito como os alinhadores movem os dentes. Com um aparelho fixo típico, o fio é encaixado num braquete, com o adesivo retendo o braquete no dente. O fio ativo é deformado elasticamente e move o dente para uma determinada posição à medida que este regressa à sua forma original. Com um alinhador, o plástico encapsula o dente e, ao fazê-lo, deve proporcionar tanto a retenção como a ativação para mover os dentes. Em geral, os sulcos naturais dos dentes fornecem a retenção e o componente ativo para mover os dentes através da deformação elástica do alinhador. Isto é importante por duas razões: primeiro, a deformação elástica do alinhador não pode ser tão grande que ultrapasse as forças de retenção; e segundo, há certas direcções em que o alinhador tem uma maior capacidade inerente de sofrer deformação elástica. Por exemplo, um movimento faciolingual é bastante previsível porque todo o corpo do alinhador pode ser distorcido elasticamente e depois regressa à sua forma original levando o dente consigo. O movimento total desejado é então subdividido de forma a que os alinhadores permaneçam dentro deste intervalo de deformação elástica e é efectuada uma sequência de alinhadores para realizar todo o movimento desejado. O número de alinhadores ou fases é então baseado na distância que o dente deve ser movido. Em contraste, um movimento vertical exigiria que o alinhador se esticasse essencialmente dentro da matriz do plástico e, ao mesmo tempo, mantivesse a retenção do dente que estava a tentar mover. Devido ao facto de existir uma capacidade muito limitada de elasticidade dentro do próprio plástico, estes movimentos têm de ser divididos em incrementos muito pequenos e são considerados difíceis. Dada esta compreensão da natureza básica da forma como os alinhadores movem os dentes, não é surpreendente que existam vários movimentos que são considerados imprevisíveis com os alinhadores. Alguns destes movimentos difíceis incluem o controlo do torque, o paralelismo radicular, as rotações e as extrusões. Estas questões serão discutidas dentro do contexto da biomecânica ortodôntica tradicional, especificamente como os alinhadores lidam com forças e momentos. O tópico não é uma revisão detalhada da biomecânica ortodôntica, mas sim como os alinhadores se relacionam com esses conceitos. Deve-se notar que a base dessas discussões é o plástico proprietário usado para fazer alinhadores conhecidos como Exceed 30 (Align Technology, Inc.), um plástico termoformado de 0,030 polegadas (0,76 mm) de espessura. Está a decorrer investigação utilizando dupla camada e outros materiais para fornecer alinhadores com diferentes propriedades biomecânicas.

NÍVEIS DE FORÇA NOS ALINHADORES

Forças óptimas para o movimento ortodôntico Adaptado de proffit[15]

Força (g)	Tipo de movimento 1986	2000
Gorjeta	50 a 75	35 a 60
Movimento do corpo (tradução)	100 a 150	70 a 120
Endireitamento de raízes	75 a 125	50 a 100
Rotação	50 a 100	35 a 60
Extrusão	50 a 100	35 a 60
Intrusão	15 a 25	10 a 20

Pode ver-se acima que, ao longo dos últimos 20 anos, os níveis de força que se pensa serem necessários para efetuar diferentes movimentos têm vindo a diminuir de forma constante. Continuando com essa tendência, estudos recentes sugeriram que, com o tempo, mesmo forças tão baixas como 18 g são suficientes para produzir movimentos corporais[16]. Como a força fornecida com um alinhador feito de Exceed 30 é de 200 g inicialmente e decai para um nível essencialmente constante de 40 g em cerca de 48 horas, não deve haver problema em fornecer forças adequadas aos dentes para criar os movimentos desejados. O controlo dessas forças torna-se então a questão. A forma como a força é aplicada e as reacções do dente a essa força são funções de múltiplos factores. Estes incluem o centro de rotação, o centro de resistência e o ponto em que a força é aplicada. O objetivo é controlar a posição da raiz durante o movimento para alcançar os resultados finais desejados com o mínimo de complexidade. O controle da relação momento-força pode fazer isso. A biomecânica ortodôntica clássica descreveu os efeitos da alteração da relação momento-força, como ilustrado na Figura -50, adaptada de Proffit.

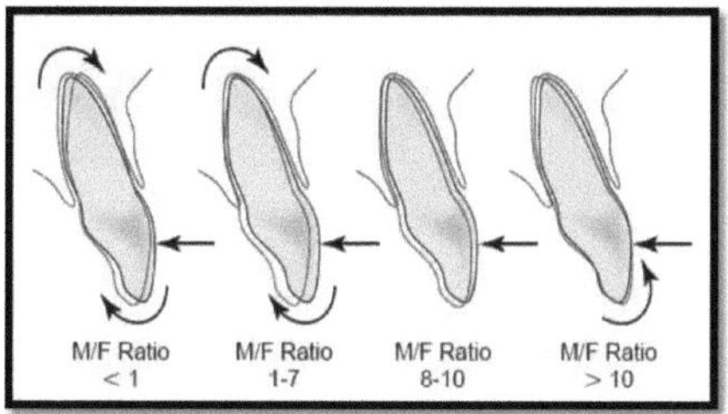

Figura -50 Efeito dos rácios momento-força

Na biomecânica ortodôntica tradicional, as discussões são tipicamente centradas em aparelhos fixos, na forma de braquetes com forças aplicadas por fios, com um pequeno braço de momento e forças relativamente altas necessárias para atingir a relação momento-força. Para melhor compreender a dinâmica do controlo radicular com alinhadores, vamos agora examinar a biomecânica do movimento dentário com alinhadores e compará-la com a nossa compreensão do movimento com aparelhos fixos. Especificamente, serão examinados o desenho e a colocação de attachments e auxiliares para realizar a aplicação controlada de força em dois pontos. Em todas essas discussões, é importante entender que, para que ocorra uma movimentação dentária efetiva, mesmo em situações simples, os alinhadores devem ser usados 22 horas por dia, essencialmente da mesma forma que os aparelhos fixos. Um dos problemas que se observa ao tentar movimentar as raízes dos incisivos com alinhadores é que o movimento pretendido e o movimento real são, por vezes, diferentes. A razão para isso é exatamente o que Proffit descreveu como acontecendo com os aparelhos removíveis em geral - não há retenção suficiente para compensar a força necessária para gerar o movimento. O resultado é o que se vê em

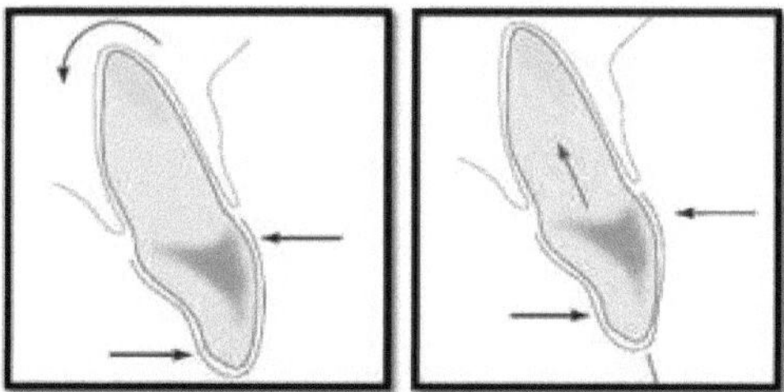

Figura -51Razão momento-força teórica para conseguir o movimento da raiz lingual com um alinhador

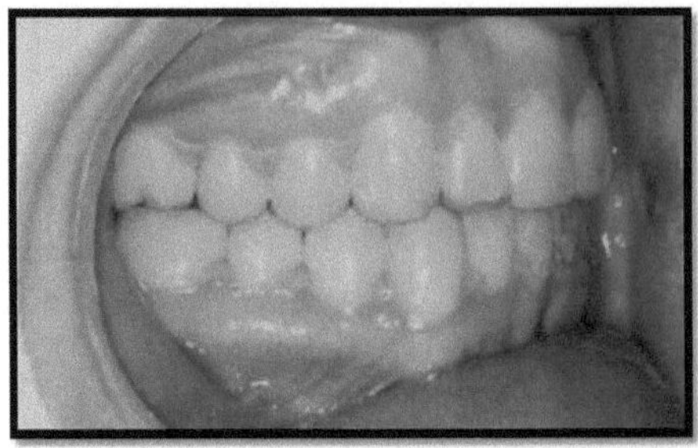

Figura -52 Expressão clínica da relação momento-força para conseguir o movimento da raiz lingual com um alinhador

PROTOCOLO DE INSERÇÃO

ACESSÓRIOS, CUMES DE POTÊNCIA E AUXILIARES34

Uma solução para a deslocação do alinhador é o desenho e a colocação correta dos encaixes. Os attachments podem ser utilizados para a retenção do alinhador, bem como para melhorar ou facilitar movimentos dentários específicos. A Figura - 53 ilustra a evolução dos attachments utilizados para ajudar a eliminar este problema.

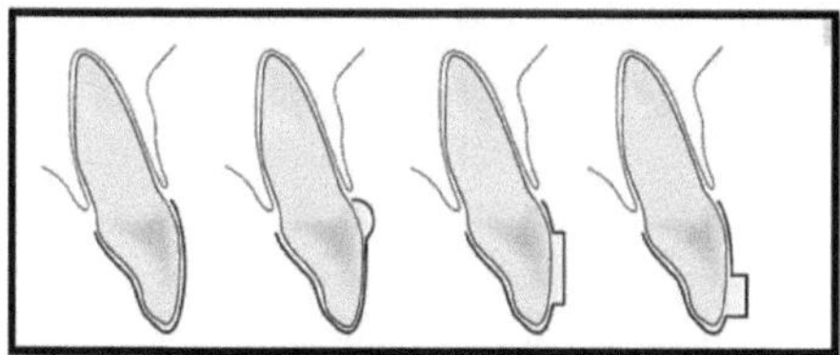

Figura - 53 A evolução dos anexos

A chave é fornecer uma saliência para o alinhador agarrar que seja perpendicular à direção da deslocação e de tamanho suficiente para fornecer uma área de superfície suficiente para compensar a força aplicada. Outra regra simples é colocar o acessório suficientemente afastado da margem gengival para que o alinhador não se espalhe ou estique e escorregue do acessório. Este é um conceito importante porque, ao longo do tempo, os alinhadores tendem a "relaxar" - ou seja, exercem menos força, pelo que o efeito secundário observado clinicamente é que o terço gengival tende a tornar-se menos retentivo. Isto contrasta com as conclusões de Jones et al[17], baseadas em resultados laboratoriais com alinhadores fabricados em consultório, cujas propriedades não foram afectadas pelo ambiente oral. Os movimentos que são denominados "movimentos difíceis" requerem uma abordagem mais sofisticada para o desenho da fixação do que a utilizada no passado. Reconhecendo a limitação dos alinhadores e attachments para realizar certos movimentos dentários, os engenheiros da Align Technology iniciaram esforços para conceber um melhor sistema de alinhador/attachment e, para o fazer, desenvolveram o Virtual Invisalign Laboratory, que é uma série sofisticada de ferramentas de software que lhes permite avaliar a resposta clínica esperada para vários designs e colocações de attachments. A abordagem, baseada nos princípios da biomecânica, é composta por três partes: modelação virtual, testes in vitro e avaliação clínica dos designs resultantes. Utilizando esta abordagem, a probabilidade de realizar o movimento é muito maior. A modelação virtual é utilizada em primeiro lugar para testar uma miríade de soluções possíveis e identificar as que produzem o sistema de forças pretendido. Estes modelos podem incluir alterações na forma de fixação, bem como variações na geometria do próprio alinhador.

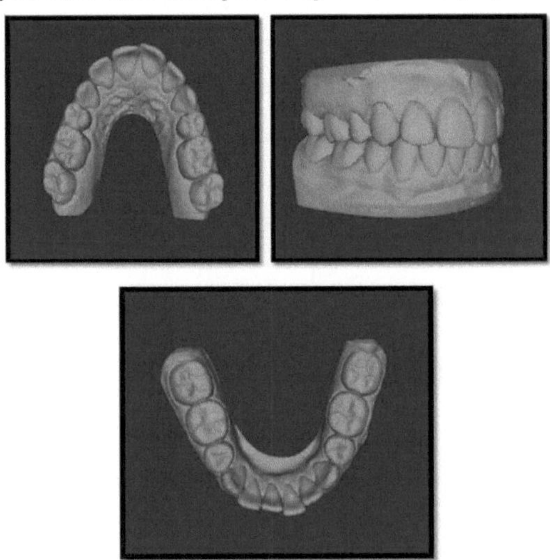

Figura -54 A-C, Modelos virtuais gerados a partir de tomografia computorizada de impressões PVS.

Depois de considerar possíveis desenhos, estes são então fabricados e os sistemas de força são medidos utilizando equipamento de laboratório especificamente concebido para medir sistemas de força de combinações de alinhadores/ligações. Os desenhos bem sucedidos são então levados para testes clínicos. Na altura desta impressão, estão disponíveis para tratamento clínico attachments para realizar a extrusão dos dentes anteriores e rotações dos caninos. Cada acessório é agora concebido à medida para um movimento específico num dente específico de cada paciente individual e, pela primeira vez com esta técnica, é um tratamento verdadeiramente específico do paciente. É de notar que, para além das direcções específicas de aplicação de força, a quantidade de força é controlada pela "pré-ativação" da interface alinhador-implante. (Figura 54) À medida que os ensaios clínicos progridem e podem ser feitas comparações entre as experiências virtuais e os resultados clínicos reais, o desenho e a colocação dos attachments tornar-se-ão mais refinados. Até termos esses resultados, a seguinte revisão dará ao leitor uma boa compreensão da dinâmica da conceção e colocação de attachments (ver figuras 46 e 48)

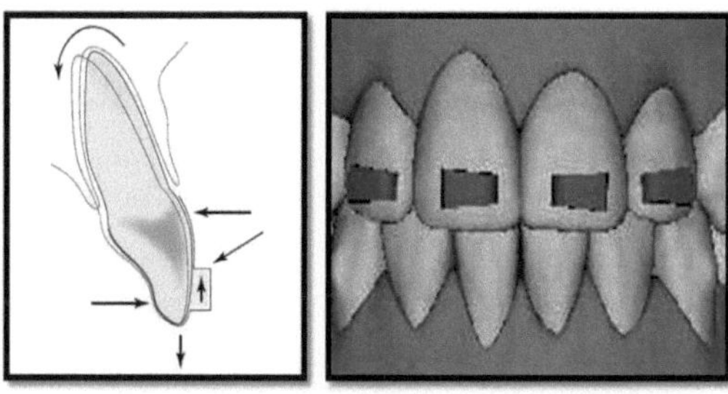

Figura -55 Fixação retangular horizontal

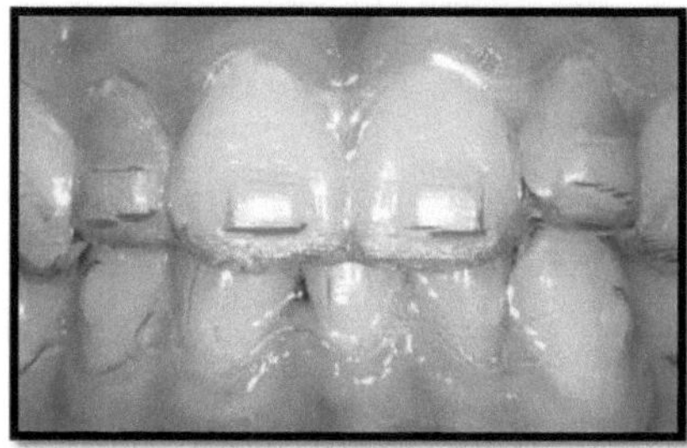

Figura 56 Aspeto clínico da fixação retangular horizontal.

A Invisalign inovou com os acessórios Smart Force, que têm acessórios de rotação optimizados, acessórios de extrusão, acessórios de controlo da raiz, acessórios de mordida profunda e acessórios de ancoragem.

CONTROLO DO BINÁRIO35

Uma força líquida de 40 g (força de nível de base de um alinhador após 48 horas) destinada a mover o dente lingualmente exigiria um momento de 320 a 400 g- mm (relação M/F 8-10) para o movimento corporal ou superior a 400 gmm (relação F/M inferior a 10) para o movimento lingual da raiz (Figuras -58 e 59).

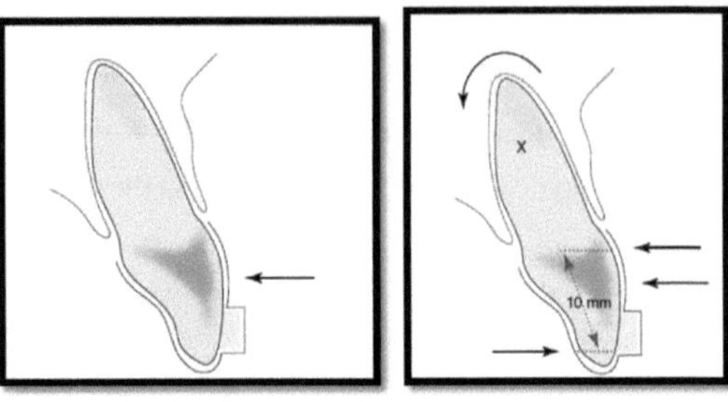

Figura -57 Força aplicada pelo alinhador na superfície facial

A conceção ou colocação incorrecta do acessório permite a aplicação de apenas 280 g-mm de momento em conjunto com 40 g de força, resultando num arrancamento lingual controlado da coroa (Figura -60).

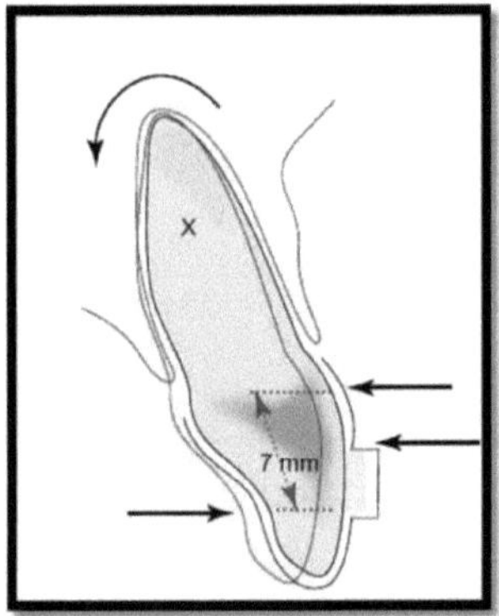

Figura -58 Diagrama força-momento com fixação no terço médio do dente.

Deve-se ter em mente que o alinhador fornece o mesmo nível de força em ambos os lados dos dentes, mesmo que as forças estejam em direções opostas. Isso significa que, na ausência de espaços para fechar, assim como nos aparelhos fixos, deve haver algum sistema de força externo, como os elásticos interarcos, para fornecer uma força distalizante líquida nos dentes anteriores superiores para produzir o movimento lingual da raiz. Existe um problema inerente aos attachments retangulares, porque é difícil para o paciente inserir e remover os alinhadores. Se o attachment e o alinhador não estiverem completamente acoplados, então o resultado é um sistema de força indesejado e movimentos dentários imprevisíveis (Fig. 60 -61).

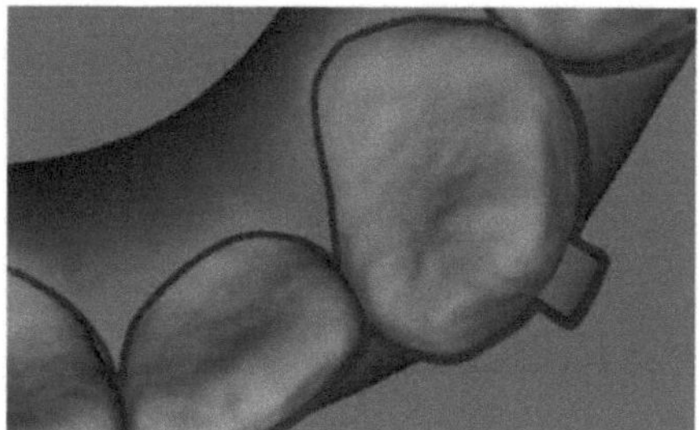

FIGURA -59 Alinhador e acessório retangular devidamente acoplados

O acessório biselado pode ser utilizado em várias orientações, bastando que o técnico rode o acessório de forma diferente. Existem teorias que defendem que rodar o bisel em direcções específicas irá melhorar movimentos específicos.

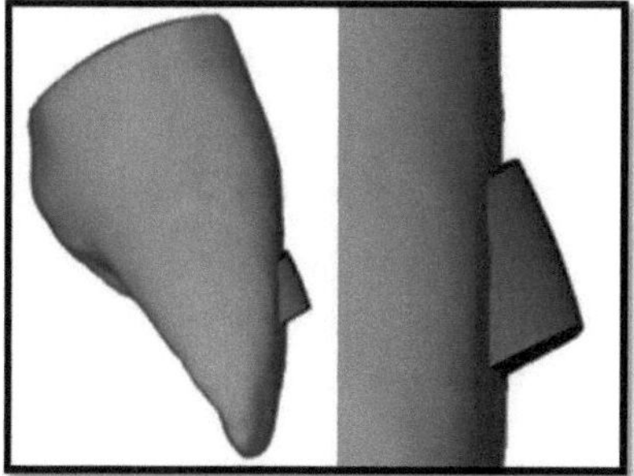

Figura -60 A, Fixação gengival biselada. B, Grande plano do acessório gengival biselado.

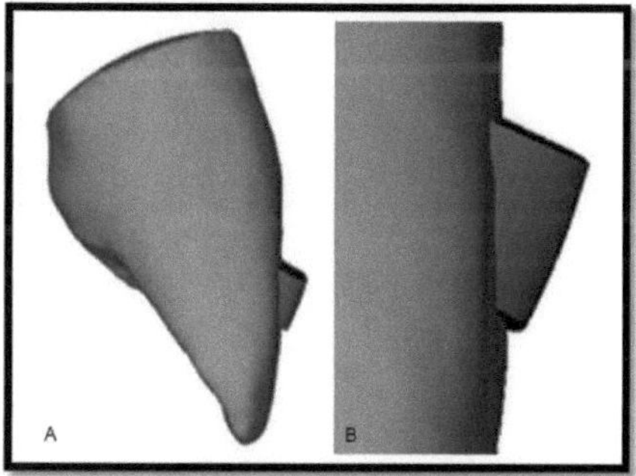

Figura -61 A, Fixação biselada oclusal. B, Grande plano do acessório biselado oclusal.

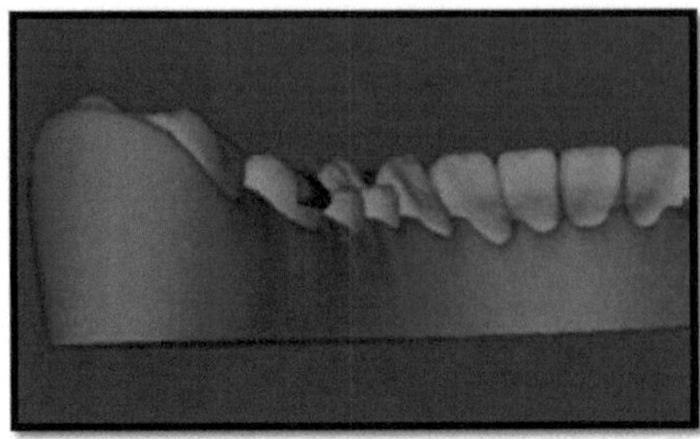

Figura -62 Fixação biselada na lingual do primeiro molar inferior.

Os acessórios podem ser utilizados em qualquer local que melhore a retenção ou o movimento. Uma alternativa aos attachments que ajudam a facilitar o controlo do torque é o power ridge. As cristas motoras são corrugações projectadas colocadas em locais específicos para melhorar o rebaixo perto da margem gengival dos dentes que sofrem movimentos de torção. As cristas funcionam de duas formas. A primeira é endurecer o terço gengival do alinhador para o tornar mais resistente. A outra é fornecer força adicional o mais próximo possível da margem gengival para aumentar o braço de momento efetivo do alinhador. A vantagem óbvia dos power ridges é que os attachments não precisam de ser colocados ou removidos, e são esteticamente mais aceitáveis para o paciente (Figura -63)

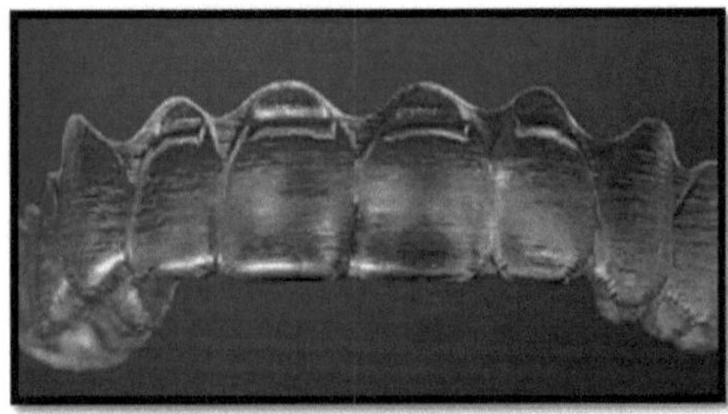

Figura -63 Cumes de potência.

PARALELISMO DE RAIZ36

Outro aspeto da biomecânica, especialmente pertinente para o tratamento de extracções, é o controlo da inclinação para conseguir o paralelismo radicular. Quando uma força é aplicada na tentativa de mover um canino para distal, o dente irá girar em torno do centro de resistência. Seria necessário um momento suficiente para se opor ao movimento de inclinação. Esta é uma área mais problemática porque num movimento mesiodistal típico, como num cenário de extração, o alinhador entra em contacto com o dente numa superfície que é paralela à direção da força. O resultado é que existe pouco, ou nenhum, braço de momento criado sem a utilização de acessórios substanciais.

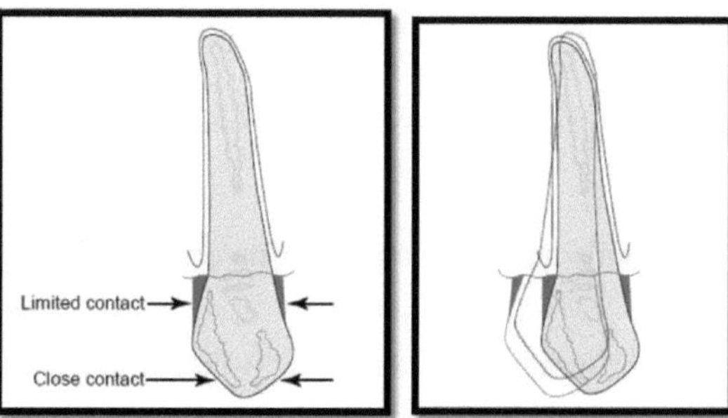

Figura -65 Diagrama do contacto do alinhador com o canino superior.

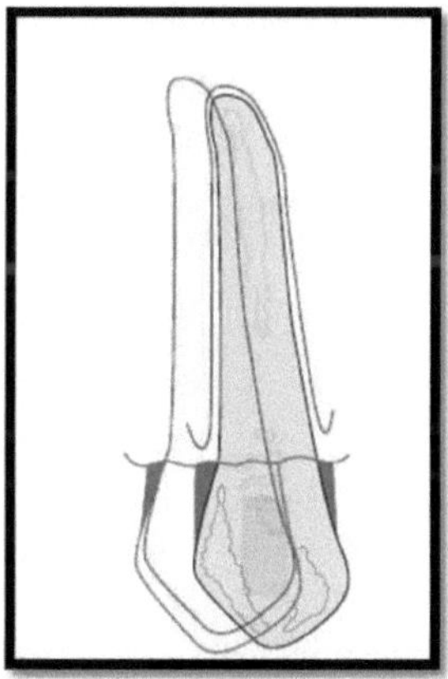

Figura -66 Movimento controlado do canino superior com fixação vertical.

Uma ideia que remonta ao final de 1800 [19] foi a de colocar um acessório no aspeto gengival de um braquete que se estende em direção ao centro de resistência, numa tentativa de diminuir a quantidade de inclinação quando os dentes são movidos mesiodistalmente. Essas extensões gengivais são frequentemente descritas como braços de força. Os braços de força foram adicionados ao sistema de força com Invisalign numa tentativa de alterar o sistema de força-momento.

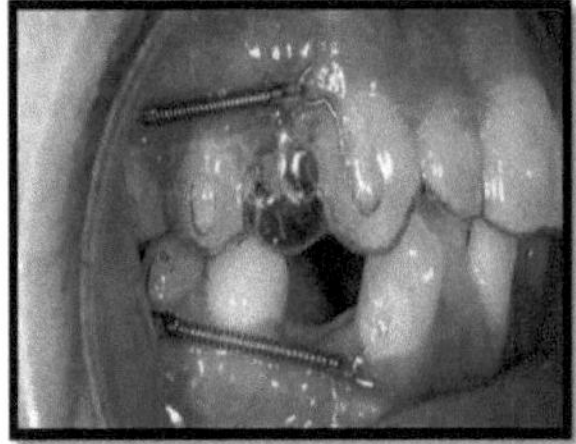
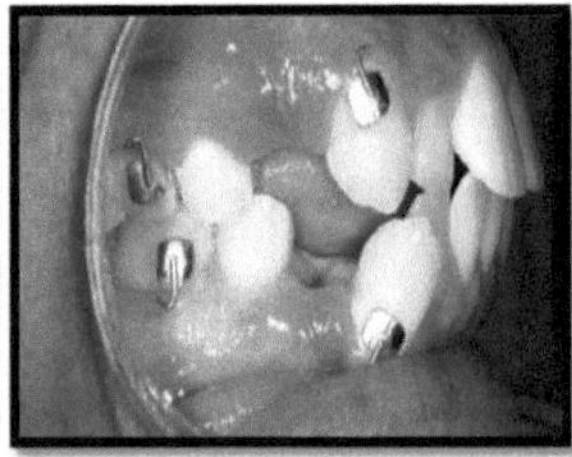

Figura -67 Braços eléctricos feitos à mão em combinação com alinhadores.

Em teoria, a adição de um braço auxiliar de potência consegue duas coisas. Primeiro, move a aplicação da força para mais perto do centro de resistência. Segundo, cria um momento secundário devido à pressão contra a distal do alinhador. Infelizmente, a aplicação clínica não é tão benéfica como com os aparelhos fixos, porque o controlo das raízes dos molares é mais difícil do que o controlo das raízes dos caninos. Existem poucos casos em que a posição da raiz dos incisivos inferiores foi mantida com sucesso durante o tratamento de extração de um único incisivo.

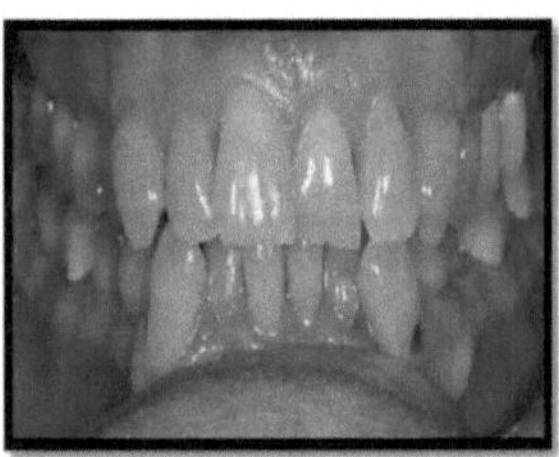
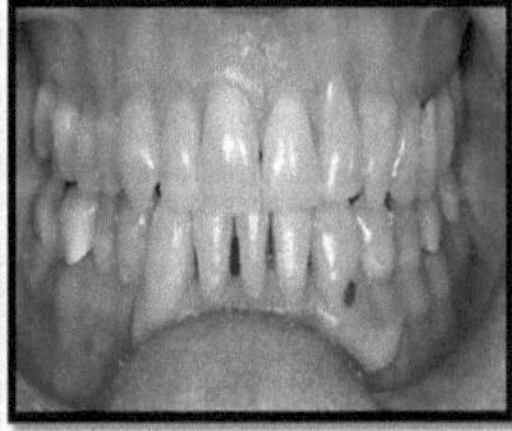

Figura -68 Fotografia clínica de apinhamento dos incisivos inferiores.

Infelizmente, muitas vezes os caninos permanecem na vertical durante a retração para os espaços pré-molares, enquanto os molares, especialmente os molares superiores, tendem a inclinar-se mesialmente. Isso é frequentemente referido como "dumping".

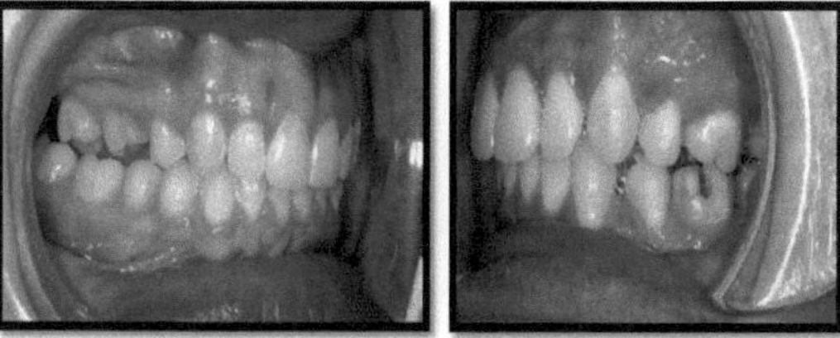

Figura -69 Inclinação mesial do molar superior após pré-molares extraídos.

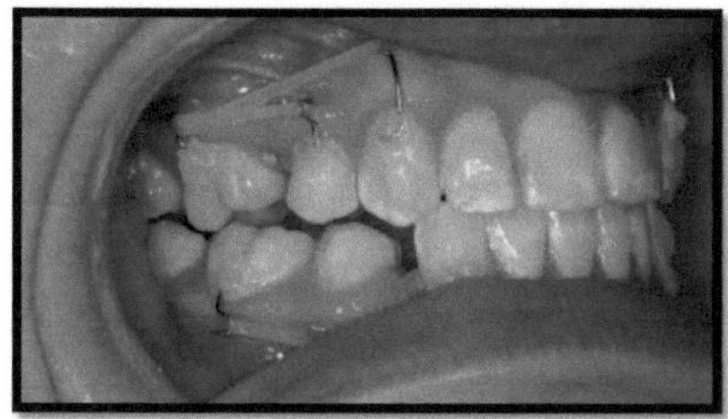

FIGURA -69 Inclinação mesial dos molares superiores após extração de pré-molares.

A queda ocorre mesmo quando os molares estão simplesmente a ser usados como ancoragem para a retração anterior. Isso é provavelmente causado pela relação indesejável entre a coroa e a raiz, combinada com a grande área de superfície da raiz sobre a qual as forças são distribuídas. Esse efeito é semelhante ao observado quando há colisões virtuais que criam uma discrepância entre o tamanho do dente e o tamanho do alinhador, como descrito anteriormente. Atualmente, está a ser feito um trabalho com vários desenhos de attachments acentuados, para demonstrar a capacidade de evitar previsivelmente o dumping molar, colocando dois attachments de 2 mm × 2 mm × 2 mm no primeiro ou segundo molar superior. Isto parece oferecer benefícios significativos, possivelmente fornecendo um meio de ter um par na própria coroa do molar.

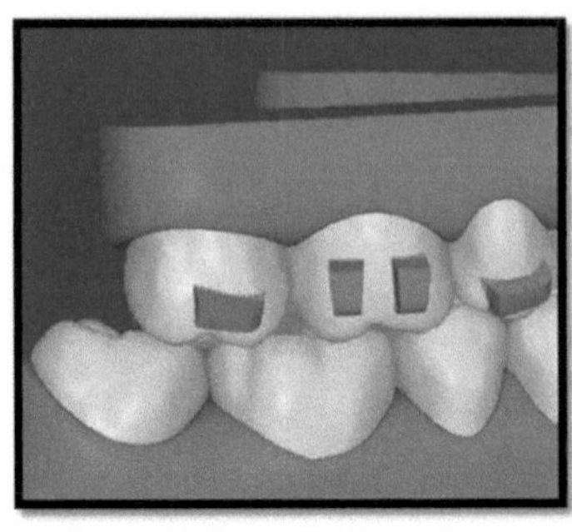

Figura -70 Fixação do gémeo

ROTAÇÕES[37]

A correção de rotações com alinhadores pode ser problemática. Existem duas razões principais para este facto. A primeira é que os alinhadores produzem o movimento dentário através da ligeira distorção do plástico e, em seguida, voltam elasticamente à forma pré-determinada e transportam o dente com ele. No caso das rotações, o alinhador é incapaz de ser distorcido de uma forma que possa produzir um movimento de rotação significativo. Uma comparação análoga seria tentar rodar um dente com um grande fio de aço. Alguns sugeriram que os acessórios biselados com o bisel virado a 90 graus (i.e., mesiodistalmente; Figura -71)

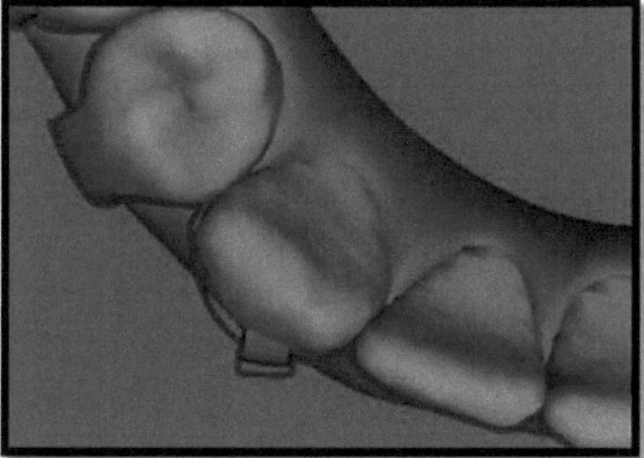

Figura -71 Fixação biselada por rotação.

O alinhador de dentes é uma superfície que permite a rotação dos dentes. Mesmo com um acessório corretamente concebido, outro problema com as rotações é que a raiz do dente não é um cilindro e, devido às dilacerações e variações da superfície da raiz, não há forma de o software do computador poder estimar adequadamente o verdadeiro eixo longo de rotação. Em muitos casos, o que se pensa ser uma rotação da coroa do dente acaba por ser um movimento corporal da superfície da raiz; assim, estimar a taxa adequada de movimento do dente torna-se impossível. Quando isso acontece em aparelhos fixos, simplesmente leva mais tempo para o dente girar; quando isso acontece com alinhadores, o alinhador não se ajusta mais ao dente. Isto resulta na falta do movimento desejado, mas também, o alinhador está agora a contactar com superfícies dentárias diferentes das pretendidas. O resultado é a ausência de movimento ou movimentos indesejáveis dos dentes. Com muitos dentes rotacionados, tem havido tipicamente a necessidade de usar auxiliares antes, durante ou depois do tratamento com alinhadores para realizar a correção rotacional (Figuras -76 e -77)

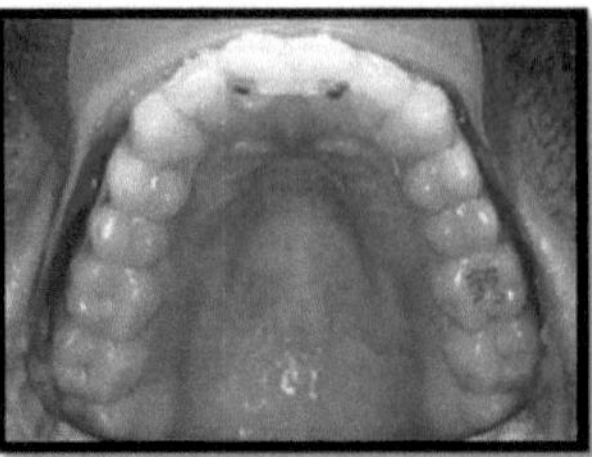

Figura -72 Auxiliares de rotação

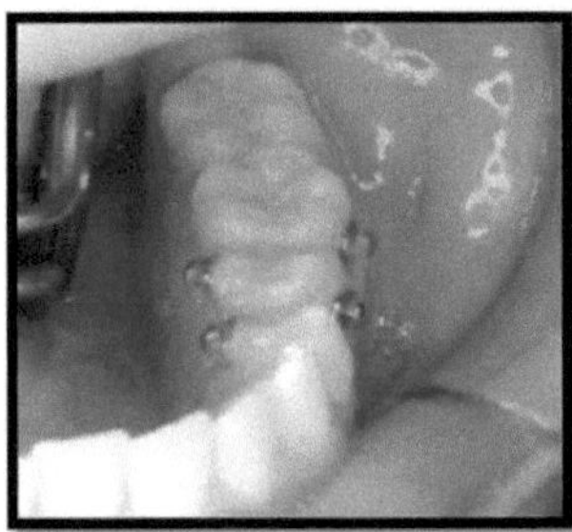

Figura -73 Auxiliares de rotação No entanto, com o advento dos mais recentes acessórios optimizados, a previsibilidade dos movimentos de rotação melhorou.

EXTRUSÕES

As extrusões também podem apresentar problemas com os alinhadores. A razão para este facto é semelhante à das rotações. Da mesma forma que o próprio alinhador é incapaz de uma deformação elástica na direção necessária para um movimento de rotação eficaz, o alinhador não pode esticar dentro do próprio plástico, pelo que não é possível uma deformação elástica na direção necessária para a extrusão. Um método que está a ser utilizado para ultrapassar este problema, com alguns resultados promissores, consiste em utilizar o acessório biselado gengivalmente para proporcionar uma superfície mais longa que pode ser deformada elasticamente e proporcionar uma força extrusiva no dente. Nalguns casos, um botão colado ao dente juntamente com um elástico ajudará na extrusão.

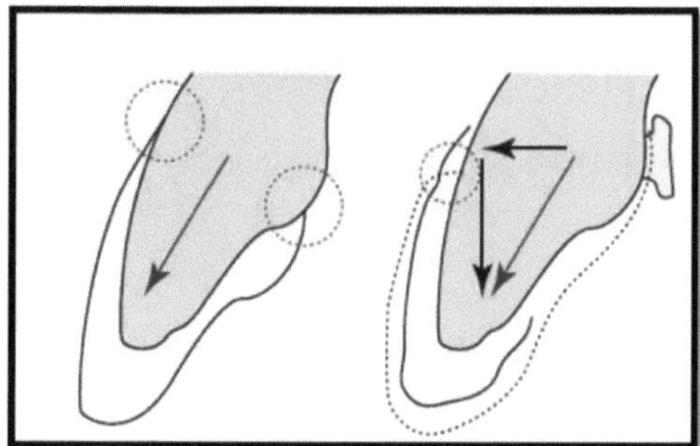

Figura -74 Auxiliar de extrusão Diagrama da mecânica de extrusão com botão e alinhador aparado.

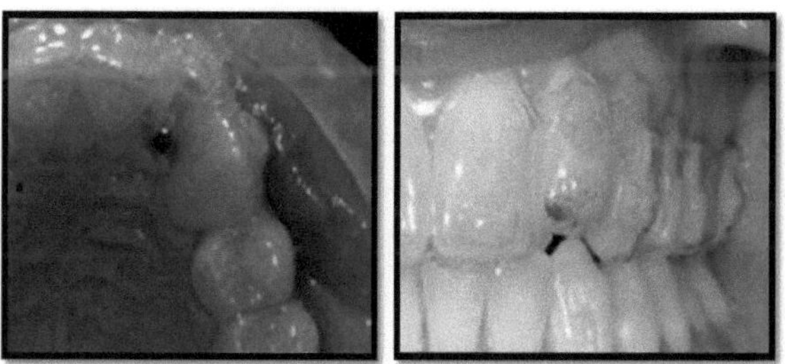

Figura -75 Auxiliar de extrusão. Fotografia clínica da mecânica de extrusão com botão lingual e alinhador aparado.

Outros auxiliares podem ser utilizados para facilitar movimentos específicos. Os elásticos de Classe II e Classe III são frequentemente necessários, tal como acontece com os aparelhos fixos. Pode-se fixar os elásticos diretamente no alinhador ou fixar os elásticos em botões colados nos dentes. As figuras -77 a -79 ilustram o uso de elásticos de Classe II.

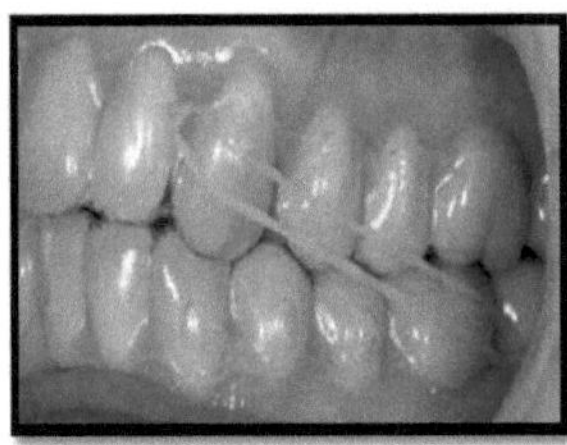

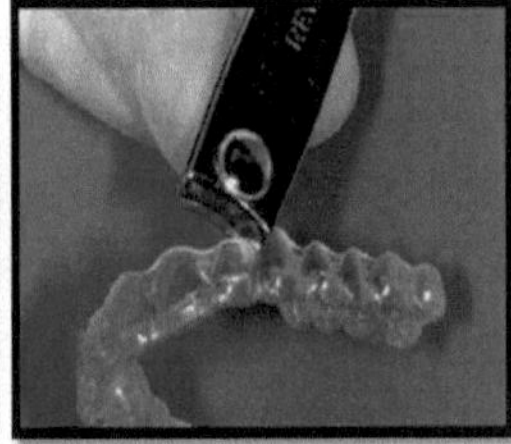

Figura -76 Elásticos de classe II em alinhadores

Figura -78 Preparação do alinhador para elásticos da Classe II

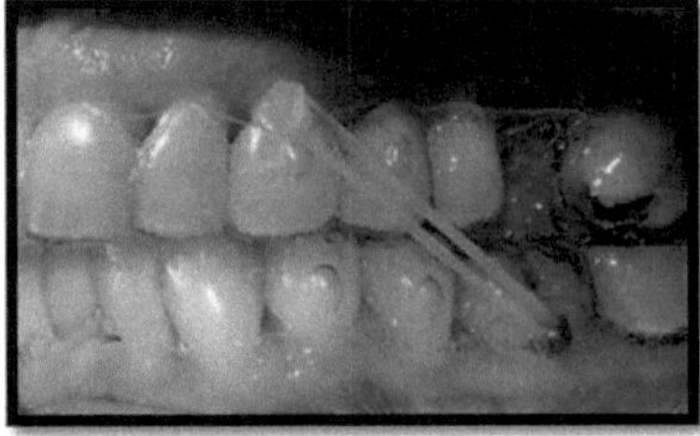

Figura -77 Elásticos de classe II em botões.

Tenha em atenção que, se os elásticos estiverem diretamente ligados ao alinhador, são geralmente necessárias fixações para evitar o deslocamento do alinhador. Os cortadores de cabelo podem ser usados para cortar fendas nos alinhadores para a colocação dos elásticos. Eles têm a vantagem de produzir uma fenda que é tanto contornada para a forma de embrasura papilar e que tem um ápice rombudo para que a fenda não tenda a se propagar e dividir o alinhador.

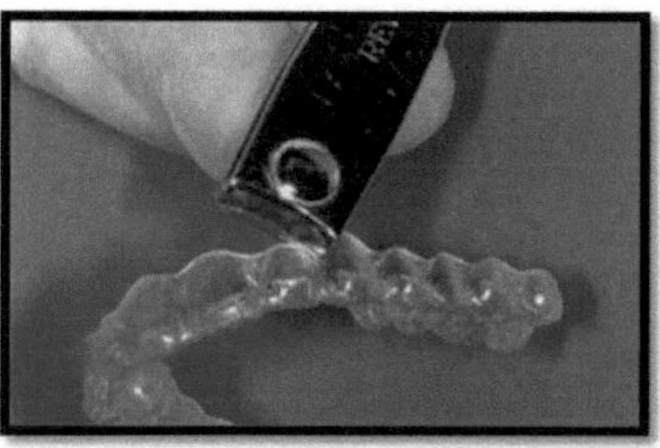

Figura -78 Preparar o alinhador para os elásticos da Classe II.

Existe a vantagem adicional de os pacientes poderem preparar os seus próprios alinhadores para os elásticos, depois de lhes ser mostrado onde e como fazer as fendas. Na altura em que este artigo foi escrito, os engenheiros da Align Technology desenvolveram um protótipo de gancho elástico que pode ser fabricado no alinhador, eliminando assim a necessidade de os preparar clinicamente. Com os botões colados aos dentes, cada alinhador deve ser aparado à volta do botão no consultório antes de entregar os alinhadores ao paciente. Os mini-parafusos também podem ser utilizados eficazmente com os alinhadores da mesma forma que com os aparelhos fixos, quer sejam planeados inicialmente como parte do tratamento ou para ajudar com movimentos que não estão a progredir como desejado. Podem ser utilizados com alinhadores isoladamente ou em combinação com outros auxiliares para simplificar os movimentos que os alinhadores têm de efetuar. As duas utilizações mais comuns dos mini-parafusos com alinhadores são para movimentos verticais e antero-posteriores. Um exemplo é a extrusão de um canino superior, um movimento que seria virtualmente impossível com alinhadores isolados.

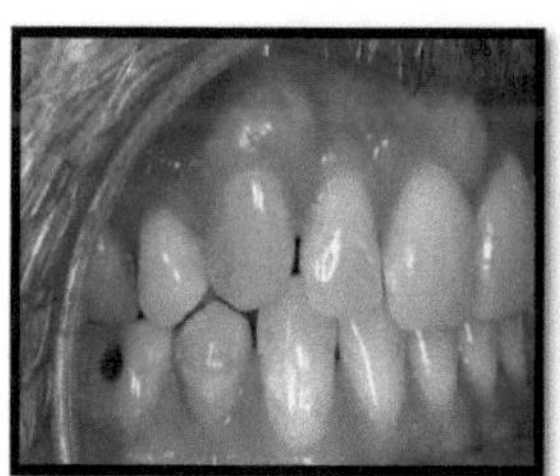

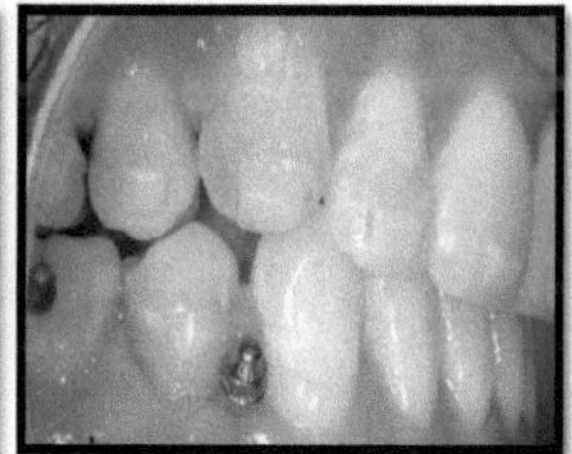

Figura - 79 Canino alto

Figura -80 Canino com mini-parafuso colocado.

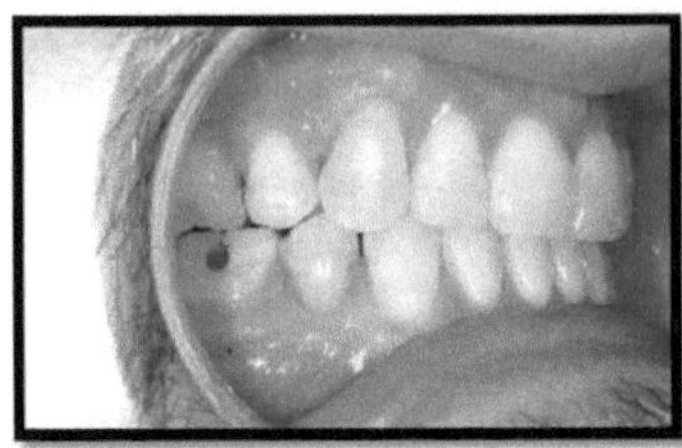

Figura -81 Final com canino extrudido.

As Figuras 79 a 81 demonstram a colocação de um mini-parafuso na arcada inferior e, em seguida, a passagem de um elástico de um botão transparente próximo à gengiva do canino superior até o mini-parafuso, enquanto o alinhador guia o dente para a posição correta. Um outro movimento vertical que é facilmente melhorado com mini-parafusos é a intrusão de molares que foram supererupcionados num espaço edêntulo.

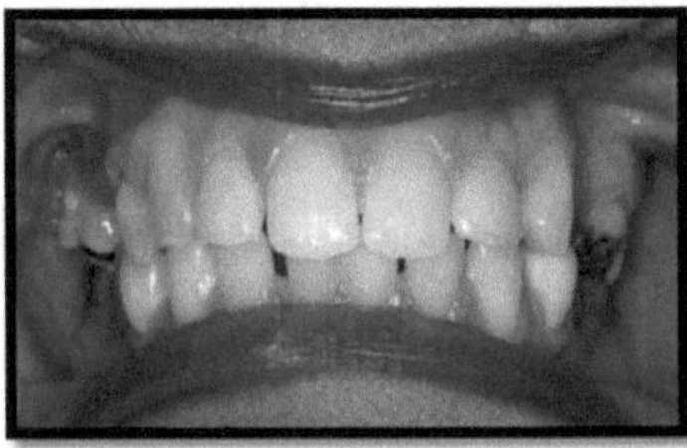

Figura -82 Molar supererupcionado.

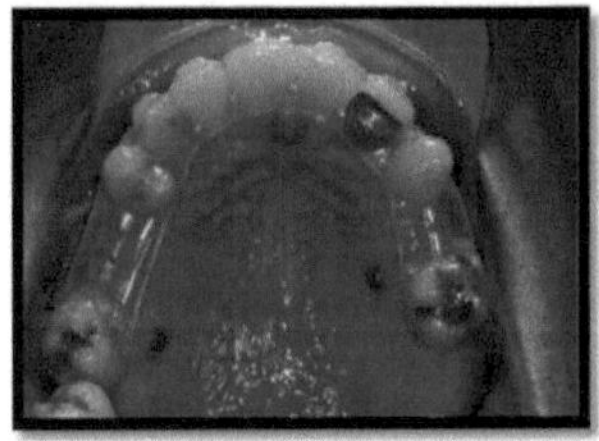

Figura -83 Molar supererupcionado com mini-parafusos e alinhadores.

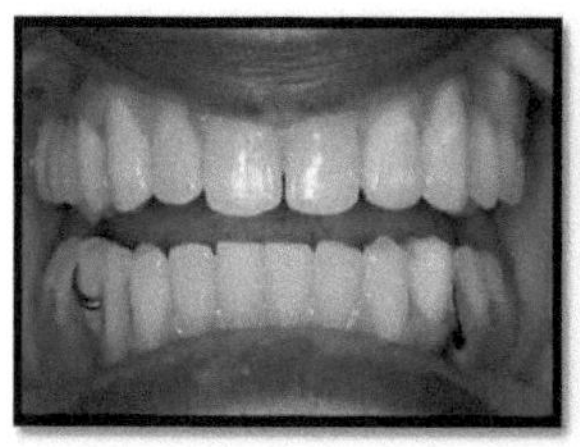
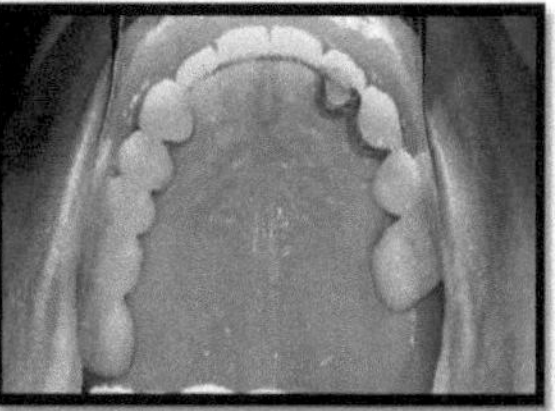

Figura -84 A, Restauração final de molar sobreerupcionado com mini-parafusos e alinhadores. B, Restauração final de molar sobreerupcionado com mini-parafusos e alinhadores.

As figuras 82-83 ilustram a colocação de um mini-parafuso na vestibular e na lingual de um molar superior. Em seguida, o paciente usa um elástico de um mini-parafuso sobre o alinhador até o outro mini-parafuso. Muitos destes pacientes precisam de ser submetidos a um tratamento restaurador significativo, e o uso de alinhadores durante a instalação ortodôntica é frequentemente preferido pelo paciente ao uso de aparelhos fixos. Há ocasiões em que os mini-parafusos podem acelerar a correção da Classe II. O primeiro exemplo envolve a colocação de um Distalizador Carrier (Class One Orthodontics, Lubbock, TX) na arcada superior, juntamente com um mini-parafuso na arcada inferior, na área molar ou retromolar. Um elástico de Classe II é então usado 24 horas por dia, e geralmente uma correção para a Classe I molar e canina pode ser esperada em cerca de 12 semanas. Uma vez efectuada a correção antero-posterior, o alinhamento da arcada e o acabamento podem ser efectuados com Invisalign.

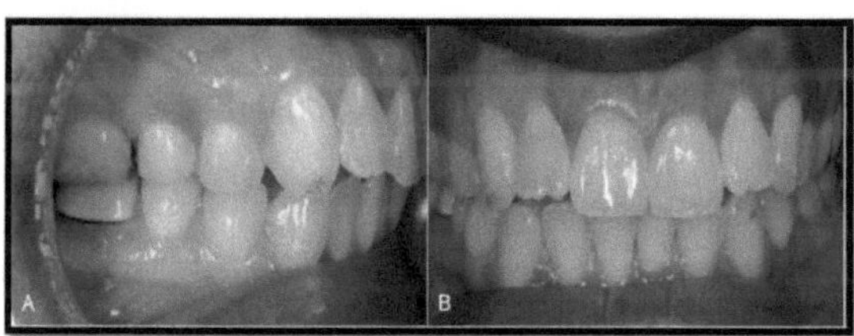

Figura -85 A, Má oclusão inicial de classe II. B, Má oclusão inicial de classe II.

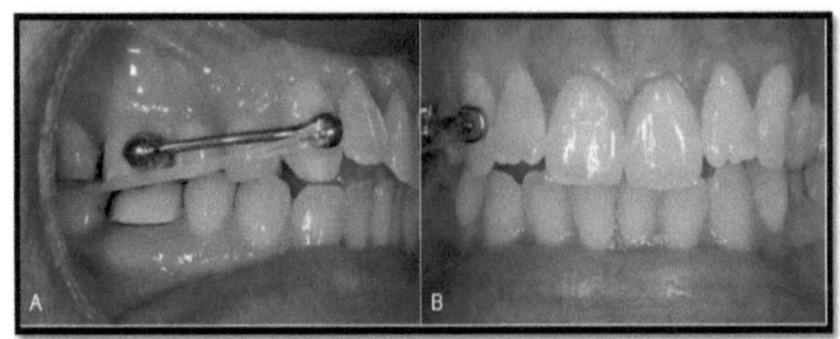

Figura -86 A, B, Distalizador do portador e mini-parafuso colocados.

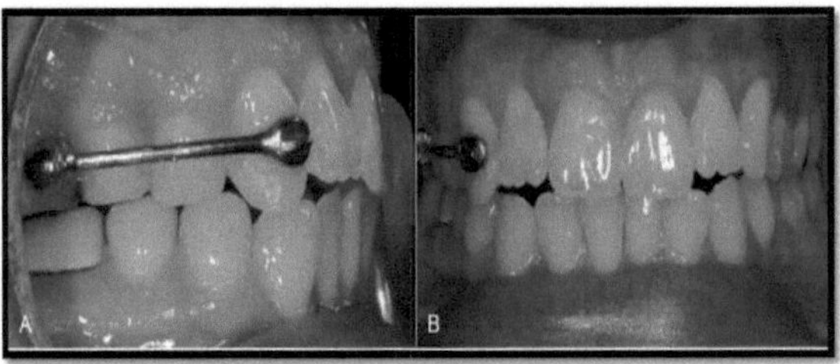

Figura -87 A, B, classe II corrigida para classe I.

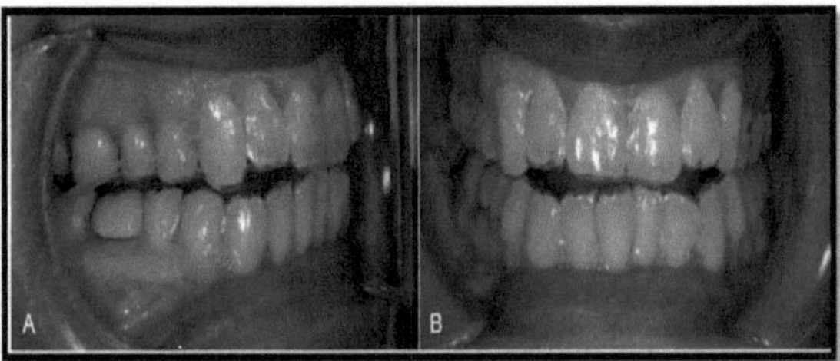

Figura -88 A, B, Alinhador de suporte colocado com elástico de classe II.

Outra aplicação dos mini-parafusos com alinhadores é a correção de uma assimetria da arcada, aumentando a distalização de um lado. Isto pode ser conseguido colocando um mini-parafuso na área retromolar, colando botões na face e lingual do primeiro ou segundo molar superior, e depois ligando uma corrente elástica dos botões ao mini-parafuso. Se o movimento pretendido for planeado no tratamento com alinhadores, o mini-parafuso fornece a ancoragem e permite o movimento simultâneo no ClinCheck para reduzir o tempo de tratamento.

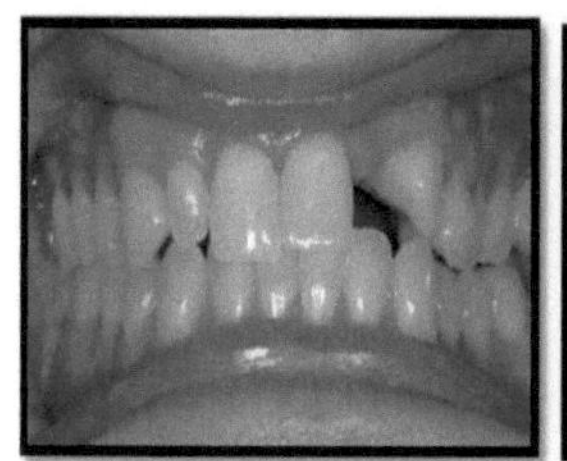
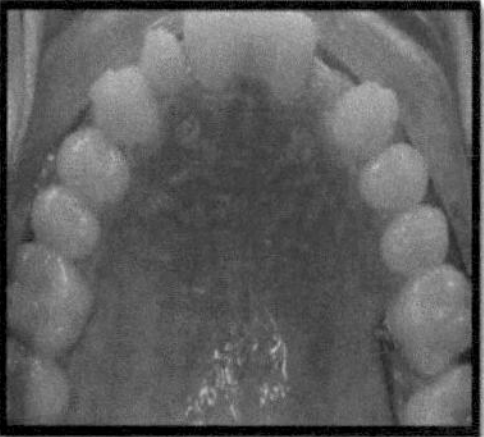

Figura - 89 Pré-tratamento.

Figura - 90 Elástico para mini-parafuso.

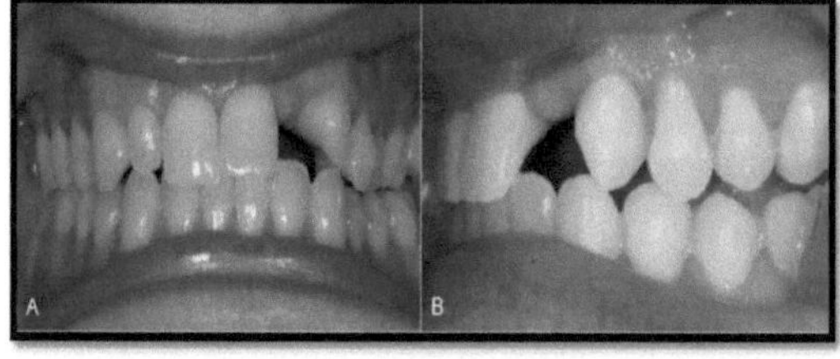

Figura -91 A, B, Correção da assimetria.

GERAÇÕES DE INVISALIGN

INVISALIGN TEEN45

Invisalign Teen não é tanto um aparelho diferente, mas sim um conjunto de caraterísticas específicas. Originalmente, o Invisalign foi previsto para ser utilizado em adultos e foi aprovado pela FDA para os indivíduos com uma dentição permanente totalmente erupcionada. Rapidamente se tornou evidente que havia certas vantagens em poder tratar também a dentição mista tardia com alinhadores. As deficiências que tinham de ser ultrapassadas eram a antecipação da erupção dentária de um ou mais dentes permanentes, a capacidade de monitorizar a adesão para discutir o progresso (ou a falta dele) com os pais, o controlo adequado do torque sem a necessidade de attachments quando as coroas ainda não estavam totalmente expostas e, finalmente, evitar problemas de gestão da clínica devido à perda de alinhadores. Os separadores de erupção são utilizados para evitar a supererupção de segundos molares não irrompidos

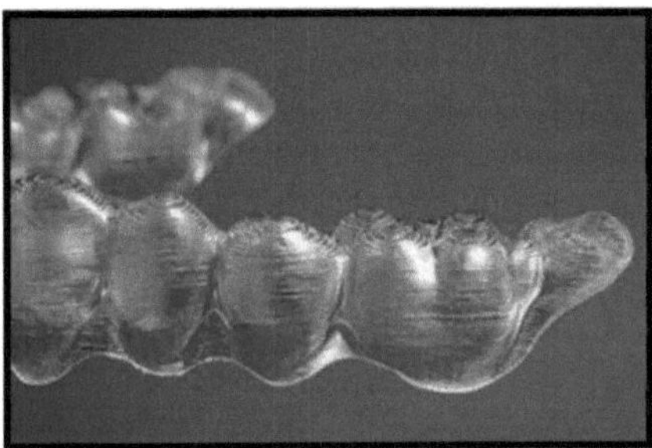

Figura -92 Separadores Erupção

São utilizadas formas dentárias de tamanho aproximado de coroa antecipado para criar/manter espaço e guiar a erupção dos segundos pré-molares e caninos em erupção ativa, planeando alinhadores de refinamento com ajuste adequado quando os dentes estiverem adequadamente erupcionados para capturar corretamente as coroas na impressão. Os indicadores de desgaste são colocados nas superfícies faciais dos primeiros molares. Existem dois tipos diferentes de indicadores químicos que passam de azul-escuro a transparente à medida que os alinhadores são usados e são concebidos de forma a que os adolescentes criativos não consigam descobrir um método realista para que ambos os indicadores mudem sem realmente usarem os alinhadores. Os sulcos de torção que foram discutidos anteriormente foram desenvolvidos para o produto adolescente e são uma parte rotineira do conjunto de caraterísticas. A parte da gestão da prática foi de facto bastante fácil. A Align Technology cobra um prémio e oferece substituições gratuitas para alinhadores perdidos... na realidade, o paciente paga antecipadamente pelo privilégio de os ter substituídos, caso se percam. Existem muitos adultos que podem beneficiar das caraterísticas do Teen, e é perfeitamente aceitável encomendar o produto teen para um adulto de forma a evitar a utilização de attachments anteriores ou para qualquer uma das outras caraterísticas. Diversas variáveis combinam-se para produzir resultados desejados aceitáveis ou movimentos dentários indesejados inaceitáveis. Vamos analisá-las com referência a movimentos específicos. A primeira e mais importante variável é a duração do uso. Os alinhadores não são aparelhos de contenção e devem ser usados de forma consistente durante aproximadamente 22 horas num período de 24 horas, actuando essencialmente como aparelhos fixos. Caso contrário, os resultados são extremamente imprevisíveis. Os pacientes que não cumprem com o uso diário dos alinhadores durante o tempo necessário, geralmente têm resultados menos do que desejáveis. As variáveis seguintes mais importantes são o comprimento e a forma da coroa clínica. Quanto mais comprida for a coroa clínica e quanto maiores forem os rebaixos naturais para facilitar a retenção do alinhador, maior será a probabilidade de ocorrer o movimento desejado, porque existe uma maior quantidade de área de superfície para o alinhador contactar. Os pacientes com coroas clínicas muito curtas não são bons candidatos para tentar alguns movimentos com Invisalign, como o paralelismo radicular com o tratamento de extração de pré-molares. A extração de um único incisivo central inferior tende a ser bem sucedida devido ao comprimento das coroas clínicas dos incisivos inferiores relativamente às forças aplicadas. O fecho de espaços anteriores, especialmente com incisivos protrusivos que requerem alguma intrusão, é extremamente previsível e não requer anexos. O fecho de mordidas abertas anteriores menores é previsível porque o efeito secundário do uso do alinhador é frequentemente uma mordida aberta posterior devido a ter duas camadas de plástico entre os dentes durante um longo período de tempo, pelo que a mordida é fechada em virtude de uma ligeira autorrotação da mandíbula à medida que os molares são intruídos. Com isso em mente, ao abrir uma mordida profunda, deve ser dada especial atenção à configuração virtual. Se houver uma curva de Spee profunda, a intrusão dos segundos molares inferiores e dos incisivos inferiores (usando o alinhador como se fosse uma curva reversa de Speearchwire) deixa apenas uma pequena quantidade de extrusão dos pré-molares. Juntamente com o efeito da curva inversa de Spee, é possível solicitar contactos oclusais posteriores pesados para compensar o efeito secundário de criar uma mordida aberta posterior. Isso é conseguido fazendo com que o técnico crie intencionalmente colisões virtuais entre os molares superiores e inferiores. Como discutido anteriormente, as rotações também são um pouco imprevisíveis. Muitas vezes a decisão não é tratar ou não um paciente com Invisalign, mas sim que tratamento adjuvante seria necessário para obter os melhores resultados finais para o paciente. Há alturas em que um curto período de aparelhos fixos é benéfico para tratar rotações múltiplas, raízes paralelas ou extrusão localizada, seguido de um tratamento abrangente com alinhadores. Há outras ocasiões em que faz mais sentido realizar o alinhamento geral com alinhadores durante um ano ou mais e depois usar aparelhos fixos para detalhar os dentes que não respondem. Outras vezes ainda, os alinhadores seguidos de um curto período de aparelhos fixos e depois o refinamento com alinhadores é a melhor opção. Muito depende das exigências e expectativas do paciente, bem como do conforto do médico com o tratamento combinado. No entanto, não há regras rígidas e rápidas; minha recomendação é usar cada aparelho para fazer o que ele faz de melhor e adaptar o tratamento para usar o aparelho que atenda às necessidades pessoais do paciente e seja o mais eficiente e eficaz no tratamento da lista de problemas ortodônticos em questão.

INVISALIGN LITE40

É necessário durante um período de tempo mais curto e centra-se apenas na correção de problemas ortodônticos menores. Por exemplo, casos como apinhamento ligeiro, espaços e problemas de alinhamento podem ser facilmente corrigidos com invisalign lite. Tem um máximo de 14 moldeiras de alinhamento, o que torna o tratamento mais curto. A duração do uso é de cerca de 6-7 meses.

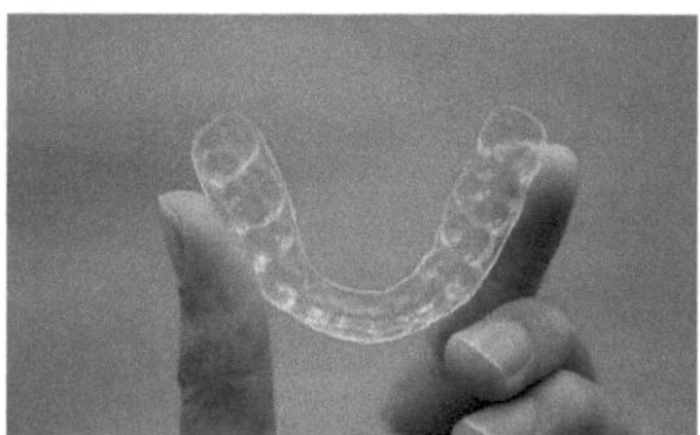

Figura 94 - Invisalign lite

INVISALIGN FULL

O tratamento completo Invisalign permite a máxima flexibilidade e é utilizado para tratar uma vasta gama de más oclusões. Tem um tempo de tratamento projetado de 11-12 meses. Também está disponível uma opção de tratamento apenas anterior.

INVISALIGN EXPRESS

Oferece os resultados mais rápidos do que o invisalign full e o invisalign lite. É a melhor opção se for necessário corrigir problemas ortodônticos menores. Por exemplo, casos como uma ligeira recaída de um tratamento anterior ou pequenos espaços. Tem entre 5 a 10 moldeiras de alinhamento, que duram cerca de 3 a 6 meses.

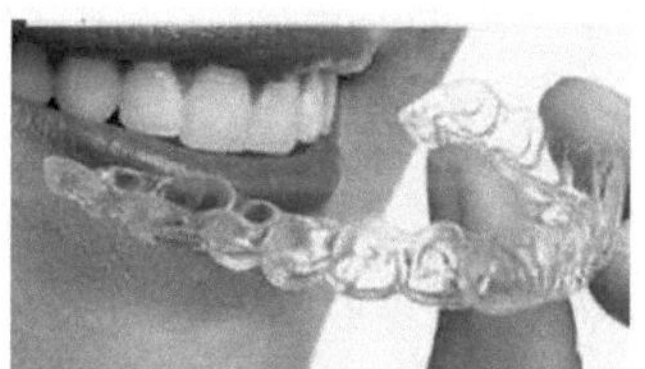

Figura 95 - Invisalign express

INVISALIGN G6

Foi introduzida com a solução de extração do primeiro pré-molar, concebida para melhorar os resultados clínicos do tratamento de apinhamentos severos ou protrusões bimaxilares que requerem extracções e são planeadas para uma ancoragem máxima. Combina a nova tecnologia Smart Stage e as caraterísticas Smart Force e foi concebida para proporcionar controlo vertical e paralelismo radicular.

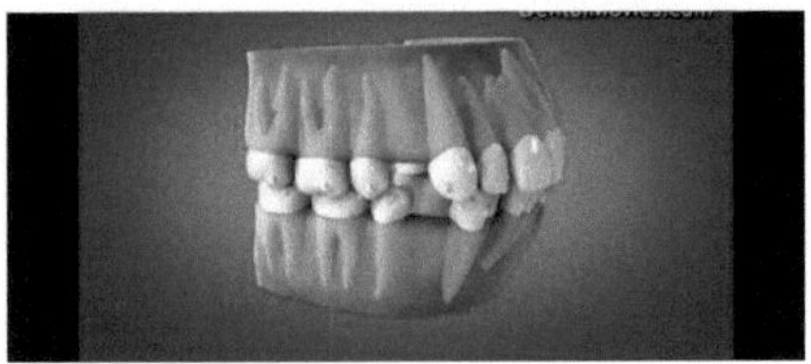

Figura 95 - Invisalign G6

AVANÇO MANDIBULAR

Em 6 de março de 2017, a Align Technology anunciou o invisalign teen com avanço mandibular, a primeira solução de alinhador transparente para correção da classe II em adolescentes em crescimento. Tem a vantagem de não ter preocupações de conformidade associadas à utilização de bandas elásticas, proporcionando uma correção sem elásticos. As asas de precisão integradas no alinhador mantêm a mandíbula numa posição avançada, ao mesmo tempo que corrigem a má oclusão e o apinhamento dentário.

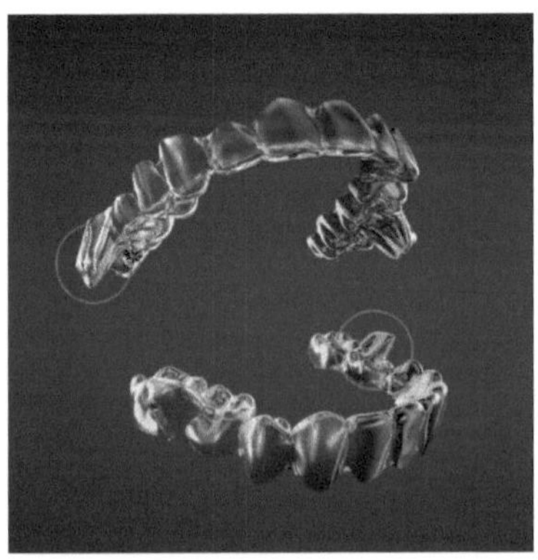

Figura 96 - Alinhador de avanço mandibular

REABSORÇÃO RADICULAR

Recentemente, foi publicado um estudo longitudinal de 100 pacientes consecutivos tratados com alinhadores, que não mostrou nenhuma reabsorção radicular mensurável. Em contraste, uma média de 10% dos pacientes tratados com aparelhos fixos apresentam reabsorção radicular clinicamente significativa, de pelo menos 3mm.[27] Em sua revisão abrangente, Brezniak e Wasserstein28 afirmaram que a Ortodontia é a única profissão odontológica que utiliza o processo de inflamação para resolver problemas estéticos e funcionais. A aplicação de força sobre os dentes com qualquer aparelho, fixo ou removível, inicia um processo celular sequencial. Sabemos exatamente como e quando é desencadeado, mas não conseguimos prever o seu resultado global. A extensão desse processo inflamatório depende de muitos fatores, como a virulência ou agressividade das diferentes células reabsorventes, bem como a vulnerabilidade e sensibilidade dos tecidos envolvidos28,36,45.

A técnica de tratamento com alinhadores pertence à categoria das modalidades de tratamento com aparelhos amovíveis. Ela aplica forças intermitentes nos dentes, assim como a maioria dos aparelhos removíveis ativos. Várias publicações abordam o facto de que a pausa no tratamento com força intermitente permite que o cemento reabsorvido cicatrize e evite mais reabsorção.[29,30] Por outro lado, as forças intermitentes têm sido associadas nos seus efeitos a forças de vibração prejudiciais.[31] Não há diferença se a força é aplicada a partir de um aparelho removível regular, como um aparelho Hawley com molas ou parafusos, ou outro aparelho removível, como os alinhadores. . Pode-se apenas assumir que, como cada alinhador é projetado para mover os dentes até 0,2 mm, os níveis de força que os dentes experimentaram estão na faixa inferior dos níveis de força ortodôntica. No entanto, mesmo esse parâmetro, ou seja, a diferença entre os níveis de força pesada e leve, não foi comprovado como um fator na OIIRR32,[33]. Pode-se concluir que a vulnerabilidade do paciente aqui descrito, juntamente com a agressividade do processo de reabsorção, levou-o à nova condição em que as raízes dos seus quatro incisivos superiores estavam severamente encurtadas. Isso não significa, obviamente, que ele perderá esses dentes em breve34.

Além disso, as variações individuais, a suscetibilidade e a disposição familiar, que estão relacionadas a esse processo, permanecem além da nossa compreensão atual.[30] Elas podem se manifestar com o uso de forças muito leves, leves, pesadas ou mais pesadas.[32 ,33] Isso dificulta a previsão da incidência e da extensão da RIIO após qualquer aplicação de força, seja ela de aparelhos fixos ou removíveis. A média de perda radicular para pacientes traumatizados após terapia ortodôntica foi de 1,07mm, comparada com 0,64mm para dentes não traumatizados.[36] Entretanto, outro artigo sugeriu que dentes traumatizados sem sinais de reabsorção não são mais reabsorvidos do que dentes não traumatizados.37 Todas essas publicações referem-se ao tratamento ortodôntico de crianças vários anos após o trauma. A Ortodontia utiliza o processo de inflamação para movimentar os dentes. A aplicação de força, mesmo pela técnica do alinhador, inicia processos celulares sequenciais, assim como todos os outros aparelhos ortodônticos, que podem levar à reabsorção radicular. Por isso, não foi surpresa ver este fenómeno de OIIRR num paciente com alinhador.

ESTUDOS RECENTES

Em 2014, Federica et al realizou um estudo para comparar o sistema Nuvola e o sistema Fantasmino, examinou as suas propriedades materiais, e define as indicações para o uso de alinhadores. Ele concluiu que o sistema Fantasmino tem propriedades elásticas de alto desempenho, mas seu tamanho não incentiva a conformidade através do dat. O sistema Nuvola determina uma boa movimentação dentária e o seu tamanho facilita a colaboração dos pacientes. Em ambos os sistemas de alinhadores, foram encontradas dificuldades na correção das informações de torque e rotação41. Em 2015, o Dr. Azaripour, no seu artigo, concluiu que a sua hipótese confirmou que os pacientes Invisalign têm uma saúde gengival significativamente melhor, enquanto a higiene oral não é diferente entre a terapia com aparelhos fixos e os pacientes Invisalign. Concluiu também que o Invisalign é superior para a qualidade de vida dos pacientes e, finalmente, afirmou que o invisalign é mais suave para os tecidos gengivais do que os aparelhos fixos devido a uma higiene oral mais simples.[42]

Em 2017, luca et al. publicaram que, sem o uso de auxiliares, os alinhadores ortodônticos são incapazes de alcançar o movimento programado com cem por cento de previsibilidade. Em particular, embora o movimento de inclinação tenha sido alcançado com eficácia, especialmente nos molares e pré-molares, a rotação do canino inferior foi um movimento imprevisível.[43] Num estudo realizado pelo Dr. Neal, observou-se que quando se comparou a precisão da rotação do canino para três grupos de tratamento, canino apenas com attachments, redução interproximal e nem attachment nem redução. Não houve diferença significativa na precisão da rotação entre os três grupos. A maior precisão foi alcançada pela redução interproximal no sucesso da rotação do canino. Por último, afirmou que os attachments elipsóides verticais colocados labialmente e localizados centralmente eram os attachments mais frequentemente prescritos para corrigir a rotação.[44]

Djeu et al descobriram que os resultados do tratamento com aparelhos são superiores aos do grupo Invisalign com apinhamento moderado. O grupo do aparelho é mais favorável para a inclinação buco-lingual, contacto oclusal, relação oclusal e avaliação do overjet45.

Nada Haouili et al, em 2018, concluíram que houve uma melhoria acentuada na precisão geral; no entanto, a força e a fraqueza do movimento dentário com Invisalign permaneceram relativamente iguais.[46]

Milagros adobes-martin et al, em 2020, observaram que o aumento da consciencialização dos clínicos pode melhorar a sua capacidade de enfrentar problemas relacionados com o tratamento ortodôntico e fornecer aos seus pacientes melhores conselhos profissionais e aconselhamento para alinhadores transparentes.[47]

Eric lin; Katie Julien et al, em 2022, concluíram que, embora os pacientes com má oclusão simples necessitem de 4,8 meses a mais de tratamento com alinhadores do que com aparelhos tradicionais, os resultados do tratamento e os resultados oclusais após 6 meses de tratamento são semelhantes. [48]

CONCLUSÃO

A influência da aparência na vida pessoal e profissional levou a um interesse considerável entre a população adulta que procura a terapia com alinhadores nos últimos anos. A sua transparência aumenta o seu apelo estético para os pacientes que são avessos ao uso de aparelhos fixos. As inovações do Invisalign baseadas na biomecânica fundamental, nos biomateriais e no conhecimento e experiência ortodônticos permitiram aos profissionais tratar casos altamente complexos com bons resultados clínicos. Educar os pacientes sobre as vantagens e desvantagens da terapia com alinhadores transparentes depende significativamente das expectativas e da adesão do paciente. Em primeiro lugar, como profissional, o ortodontista deve excluir os aparelhos convencionais através de uma comunicação clara com o paciente. Se os doentes desejarem os benefícios da terapia com alinhadores transparentes, têm de compreender a sua conformidade, responsabilidade e a necessidade de os usar 20-22 horas por dia. Um dos benefícios desta terapia é a oportunidade de ver o resultado final e a progressão do movimento dentário durante uma multiplicidade de fases. À medida que a tecnologia incorpora a "inteligência ortodôntica" no alinhador Invisalign e melhora os protocolos e ferramentas para o planeamento do tratamento, a terapia com alinhadores aproxima-se cada vez mais de se tornar o verdadeiro tratamento de ponta.

REFERÊNCIAS

1. Kesling HD.A filosofia do aparelho de posicionamento dentário.Am J Orthod.1945;31:297-304.
2. Nahoum H. O aparelho de contorno dentário formado por vácuo. N Y State Dent J. 1964;30:385-390.
3. Ponitz RJ. Aparelhos de contenção invisíveis. Am J Orthod. 1971;59(3):266-272.
4. McNamara JA, Kramer KL, Juenker JP. Aparelhos de contenção invisíveis.JClinOrthod. 1985;19:570-578.
5. Sheridan JJ, LeDoux W, McMinn R. Retentores Essix: fabrico e supervisão para retenção permanente. J Clin Orthod.1993;27(1):37-45.
6. Hilliard K, Sheridan JJ. Ajuste do aparelho Essix no consultório. J ClinOrthod. 2000;34(4):236.
7. Patel M, Taylor M, McGorray S, et al. Resultados do tratamento ortodôntico Invisalign utilizando o PARindex.http://iadr.confex.com/iadr/2004Hawaii/techprogram/astract_ 41920.htm.,2004.
8. Vincent S. Avaliação do tratamento Invisalign utilizando o sistema de classificação objetiva do American Board of Orthodontics para moldes dentários. Am J OrthodDentofacOrthop. 2005;127(2): 268-269.
9. Djeu G, Shelton C, Maganzini A. Avaliação do resultado do tratamento ortodôntico Invisalign e tradicional comparado com o sistema de classificação objetiva do American Board of Orthodontics. Am J OrthodDentofacOrthop. 2005;128(3): 292-298.
10. Brown P, Bayirli B, Gaynier B, Vazquez D. Comparação entre Invisalign e tratamento ortodôntico fixo usando ABOindices.http://iadr.confex.com/iadr/2007orleans/techprogram/abstr act_91421.htm., 2007.
11. Lagravere MO, Flores-Mir C. Os efeitos do tratamento com alinhadores ortodônticos Invisalign: uma revisão sistemática. JADA. 2005; 136(12):1724- 1729.
12. Sims MR. Brackets, epítopos e cartões de memória flash: uma visão futurista da ortodontia clínica. AustOrthod J. 1999;15(5): 260-268.
13. Proffit WR. Tratamento adjuvante para adultos. In: Proffit WR, Fields HJ, eds.

Contemporary orthodontics. St. Louis: CV Mosby; 1986.
14. Dugoni AA. Qual o preço do progresso? Reply. Am J OrthodDentofacOrthop. agosto de 2002;122(2):17A.
15. Proffit WR. Princípios mecânicos no controlo da força ortodôntica. Em: Proffit WR, ed. Contemporary orthodontics. St. Louis: CV Mosby; 1986.
16. Iwasaki LR, Haack JE, Nickel JC, Morton J. Human tooth movement in response to continuous stress of low magnitude. Am J OrthodDentofacOrthop. 2000;117(2):175-183.
17. Jones ML, Mah J, O'Toole BJ. Retenção de alinhadores termoformados com acessórios de várias formas e posições. J ClinOrthod. 2009;43(2):113-117.
18. Nicozisis JL. Relatório clínico. Clin Rep Techn. 2006;2(1).
19. Farrar JN. Regulação dos dentes facilitada. Dental Cosmos.1878;20(18).
20. Honn M, Goz G. Um caso de extração de pré-molar utilizando o sistema Invisalign. J OrofacOrthop. 2006;67(5):385-394.
21. Womack WR. Relato de caso: tratamento de extração de quatro pré-molares com Invisalign. J ClinOrthod. 2006;40(8): 493-500.
22. Paquette D. Tratamento de extração com Invisalign. Em: Tuncay O, ed. O Sistema Invisalign. London: Quintessence; 2006.
23. Miethke RR, Vogt S. Uma comparação da saúde periodontal dos pacientes durante o tratamento com o sistema Invisalign e com aparelhos ortodônticos fixos. J Orofac Orthop. 2005;66(3):219-229.
24. Miethke RR, Brauner K. Uma comparação da saúde periodontal de pacientes durante o tratamento com o sistema Invisalign e com aparelhos linguais fixos. J Orofac Orthop. 2007;68: 223-231.
25. Boyd R. Improving periodontal health through Invisalign treatment (Melhorar a saúde periodontal através do tratamento Invisalign). Access. 2005;24-26.
26. Boyd R. Tratamento ortodôntico estético usando. J Dent Ed.2008;72(8):948-967.
27. Boyd RL. Tratamento ortodôntico complexo usando um novo protocolo para o aparelho Invisalign. J ClinOrthod. 2007;41(9):525-547.
28. Brezniak N, Wasserstein A. Reabsorção radicular inflamatória induzida ortodonticamente. Parte II: Os aspectos clínicos. Angle Orthod.2002;72:180- 184.
29. Reitan K. Efeitos da magnitude da força e da direção do movimento dentário em diferentes tipos de osso alveolar. Angle Orthod. 1964;34:244-255.
30. Dougherty HL. Os efeitos das forças mecânicas sobre os segmentos bucais

mandibulares durante o tratamento ortodôntico. Parte II. Am J Orthod. 1968;54:83-103.
31. Hall A. Upper Incisor root resorption during stage II of the Begg technique Br J Orthod. 1978;5:47-50.
32. Owman-Moll P, Kurol J, Lundgren D. Efeitos da magnitude da força ortodôntica dupla na movimentação dentária e reabsorção radicular. Um estudo inter-individual. Eur J Orthod. 1996;18:141-150.
33. Owman-Moll P, Kurol J, Lundgren D. Efeitos do aumento de quatro vezes na magnitude da força ortodôntica na movimentação dentária e reabsorção radicular. Um estudo inter-individual. Eur J Orthod.1996;18:287-294.
34. Becker A, Chaushu S. Acompanhamento a longo prazo de incisivos maxilares severamente reabsorvidos após a resolução de um canino impactado etiologicamente associado. Am J Ortho Dentofacial Orthop.2005;127:6 650-654.
35. Brin I, Ben-Bassat Y, Heling I, Engelberg A. A influência do tratamento ortodôntico em incisivos permanentes previamente traumatizados. Eur J Orthod. 1991;13:372-377.
36. Linge BO, Linge L. Reabsorção radicular apical em dentes anteriores superiores. Eur J Orthod. 1983;5:173-183.
37. Malmgren O, Goldson L, Hill C, Orwin A, Petrini L, Lundberg M. Reabsorção radicular após tratamento ortodôntico de dentes traumatizados. Am J Orthod. 1982;82:487-491.38.
38. Graber, Vanarsdall, Vig , Orthodontics - Current principles & techniques -5th edition
39. Sheridan JJ, Ledoux W, McMinn R. Retentores Essix: fabrico e supervisão para retenção permanente. J ClinOrthod 1993;27:37-45.
40. XiemPhan, Paul H. Ling, Limitações clínicas do InvisalignJCDA www.cda-adc.ca/jcda abril de 2007, Vol. 73, N.º 3
41. L. JoffeProdutos e Práticas Actuais Invisalign®: experiências iniciais JO dezembro de 2003.
42. XiemPhan, Paul H. Ling, Limitações clínicas do InvisalignJCDA- abril 2007, 73, No. 3.
43. Benson H. Wong, Invisalign de A a Z American Journal of Orthodontics and DentofacialOrthopedicsVolume121, Número 5.
44. Neal D. Kravitz; Budi Kusnoto; Brent Agran; Grace Viana Influência dos

attachments e da redução interproximal na precisão da rotação dos caninos com InvisalignUm estudo clínico prospetivo Angle Orthodontist, Vo 78, No 4, 2008

45. Nada houli . O Invisalign melhorou?. um estudo de acompanhamento aprospectivo do movimento dentário. AJODO. Vol.158. set 2020. 420-425

46. Milagros adobes , Maria klisa , angel zhou-vn . Tratamento Invisalign do ponto de vista do paciente. Uma análise do twitter. Jornal de odontologia clínica e experimental. 13(4) ,e376,2021

47. Eric lin , katic julient, matthew kesiterou . Diferença entre Invisalign e aparelho fixo tradicional . um estudo controlado randomizado. Angel orthodontics 92 (2), 173-179, 2022

48. Brin I, Ben-Bassat Y, Heling I, Engelberg A. A influência do tratamento ortodôntico em incisivos permanentes previamente traumatizados. Eur J Orthod. 1991;13:372-377.

49. Thukral R, Gupta A invisalign: invisible orthodontic treatment- a review journal of advanced medical and dental sciences research novembro de 2015, vol 3, número 5

50. Morton J, Derakhshan, Kaza S, Li C, Chen V interações entre ortodontia e cirurgia oral e maxilofacial. Seminários em Ortodontia 2016, número 10

51. https://www.nuvolaortodonzia.it/en/

52. s://www.inmanaligner.com/history.php

53. http:/airnivol.com/?lang=en&gclid=EAIaIQobChMI987N6_Xc3QIVWQw rCh3hCwbsEAAYASAAEgJYIfD_BwE

54. https://ormco.com/products/simpli-5/

55. https://www.suresmile.com/suresmile-technology/suresmile-aligners/

56. https://support.clearcorrect.com/hc/en-us/articles/115006790268-A- History-of-ClearCorrect?mobile_site=true

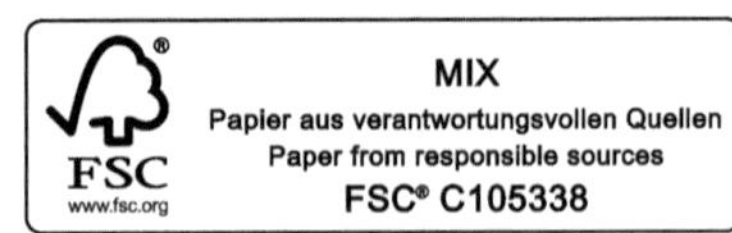

Printed by Books on Demand GmbH, Norderstedt / Germany